Werner Lampert

SCHMECKT'S NOCH?

Werner Lampert

Schmeckt's noch?

Was wir wirklich essen

ecowin

Werner Lampert
Schmeckt's noch? Was wir wirklich essen
Salzburg: ecowin Verlag der TopAkademie GmbH, 2005
ISBN 3-902404-26-4

Unsere Web-Adressen:

http://www.ecowin.at
http://www.topakademie.com

Umschlag: www.adwerba.at

Gesamtherstellung: Druckerei Theiss GmbH, A-9431 St. Stefan, www.theiss.at
Printed in Austria

Gewidmet
meinen Kindern
und
deren lebenswerter
Zukunft

Inhaltsverzeichnis

Einleitung

Von Lebensmitteln kann nur im Zusammenhang mit der dazugehörenden Landwirtschaft die Rede sein. Und das, was als abendländisches Kulturerbe in unseren Herzen und Köpfen ist, gehört als integraler Bestandteil dazu. Die Agrokultur als integrative Kraft, die die Mythen, die Poesie, die Musik und die Landwirtschaft verbindet.

Mit einer Verschwörungstheorie möchte ich von vornherein aufräumen: Es gibt nirgendwo ein Büro, womöglich im 60. Stock, in dem darüber bestimmt wird, wie und wohin sich unsere Landwirtschaft zu entwickeln hat oder gar, wie unsere Lebensmittel produziert werden.

Auch in Brüssel sitzt nicht das Böse. Die Politik, die von Brüssel aus gemacht wird, wird zuvor in den Regierungsstuben der einzelnen Länder festgelegt. Und gerade an diese Politiker haben wir – wir Konsumenten – die Verantwortung für unsere Landwirtschaft und unsere Lebensmittel delegiert.

Die Politik der Lebensmittel-Konzerne reduziert sich auf ihre Rendite und deren Absicherung. Ich habe es viele Jahre hautnah erlebt, dass die öffentliche Meinung eine übergroße Bedeutung in diesen Häusern hat. Schlechte Presse wird gefürchtet und kann auch einen noch so machtvollen Konzern gehörig unter Druck setzen.

Ich bin davon überzeugt, dass wir Konsumenten die Verantwortung für die Lebensmittelproduktion und für die Landwirtschaft nicht Politikern, Ernährungswissenschaftern und all den anderen, die sich aufdrängen, überantworten dürfen.

Wir müssen für das, was wesentlich zu unserer Lebensqualität gehört, was unsere ureigensten Interessen sein sollten, selbst einstehen. Und das können wir, denn wir stimmen tagtäglich mit unserem Geld darüber ab, wie in Zukunft Landwirtschaft betrieben und Lebensmittel produziert werden.

Wird das von manchen erwünschte Ausgeliefertsein von uns Konsumenten nicht bald beendet, wird es mit unserer Landwirtschaft, unseren Kulturräumen und unserer Ernährung ein böses Erwachen geben.

Im ersten Kapitel gehe ich auf die Wirklichkeit der real existierenden Landwirtschaft ein und versuche, wie in allen anderen Kapiteln, gelebte Alternativen aufzuzeigen.

Die Landwirtschaft des alpinen Raumes verstehe ich als unsere Ressource für eine außerordentliche Lebensmittel-Qualität. Diese Landwirtschaft zu bewahren, kann nur in unser aller Interesse liegen. Der Bauer nicht als beamteter Landschaftspfleger, sondern als Ausübender, von seiner Arbeit lebender Erzeuger unvergleichlicher Lebensmittel.

In den „Spuren unserer Todsünden", dem dritten Kapitel, kommt das Drama der Tierhaltung zur Sprache und der sinnlose Weg, der in der Massentierhaltung gegangen wird, indem letztendlich auch die Bauern zu Opfern ihres eigenen Tuns werden. Bei diesen Fakten hat Michael Buchner für mich recherchiert und mich mit Rat unterstützt.

Im vierten Kapitel kommt die Pestizid-Problematik, die zum größten Teil auf einer Studie von Dr. Dipl.-Ing. Helmut Burtscher, Global 2000, aufbaut, ins Gespräch. Mit welchen Kunstgriffen die öffentliche Hand arbeitet, hat mich persönlich betroffen gemacht. Meine Überzeugung ist, dass wir die Verantwortung für unsere lebenswichtigen Angelegenheiten, unsere tägliche Ernährung nicht länger delegieren können.

Der „Sand in unseren Augen" stellt die Verarbeitung von Lebensmitteln und die Interessen der Lebensmittel verarbeitenden Industrie und vor allem die Interessenskonflikte zwischen Qualität und dem industriell Machbaren dar.

Sizilien ist seit vielen Jahren meine zweite Heimat, und die Freunde, die ich auf der Insel fand, sind Teil meines Herzenswohls. Über sie zu schreiben war mir eine Freude, vor allem auch deshalb, weil ich keinen anderen kenne, der sich so intensiv mit der spirituellen Seite der Landwirtschaft auseinandersetzt wie Francesco.

Beim abschließenden Text ist meine Überzeugung, dass wir es in der Landwirtschaft und bei der Lebensmittel-Produktion nicht mit einer Weltverschwörung zu tun haben, einige Male ordentlich durcheinander geraten. Es gibt ganz sicher Versuche, wesentliche Teile des Saatgutes, der Produktionsgrundlagen zu monopolisieren, zu enteignen und zugleich mit den kommerziellen Interessen der chemischen Industrie, z. B. der Pestizidproduktion, zu verknüpfen. Es gilt wachsam zu sein bei den Patentierungsversuchen der Nutztiere. Ich habe so viele Menschen getroffen, die alternative Wege erfolgreich gehen und die in ihrer Arbeit ihr Lebensglück fanden, dass ich als an die Zukunft glaubender Optimist überzeugt bin: Wir haben es noch in der Hand.

Unsere Solidarität wäre stark genug, um diese Entwicklungen noch zu stoppen. Wenn das Verharmlosen und Vertuschen bei der Produktion von Lebensmitteln beendet wird, könnte unser Boykott allen Träumen der Monopolprofiteure ein schnelles Ende bereiten.

Den Schrecken darzustellen, ungeschminkt, ohne Wenn und Aber und zugleich die real gelebte Alternative aufzuzeigen, ist Inhalt des Buches.

Vermitteln möchte ich die Gewissheit:

Trotz allen Schreckens – das Paradies ist möglich!

Wir stehen näher dem Tor zum Paradies, als wir ahnen. Verantwortung übernehmen und handeln müssen wir selbst, das wird uns niemand abnehmen. Das ist auch gut so.

Ist es nicht schön, ein verantwortungsvolles Leben zu führen, eine Überzeugung zu haben und dafür auch einzustehen?

Den Freunden, die ich in den einzelnen Kapiteln versucht habe zu porträtieren, bin ich schon viele Jahre verbunden, und mit allen ging ich einen gemeinsamen Weg. Viel habe ich gelernt von ihnen, und dafür möchte ich von Herzen danken. Es war eine aufregende, gute Zeit, die wir zusammen gingen. Danke schön.

Dem Leben eine Schneise zu schlagen habe ich als meinen subversiven Akt verstanden. Und danach versuchte ich zu leben und zu handeln. Vieles ist mir im letzten Jahrzehnt gelungen. Manches hätte besser sein müssen, aber insgesamt habe ich Teilen der Landwirtschaft zu einem großen Erfolg verholfen. Danke schön all jenen, die mich auf diesem Weg begleitet haben – als Freund oder Gegner. Von allen habe ich gelernt. Alle haben zu dem überwältigenden Erfolg beigetragen.

Bin ich jemandem zu nahe getreten oder habe ich Fehlentwicklungen zu ungeschminkt aufgezeigt, so war dies meine Absicht in der Hoffnung, dass sich manches in der Zukunft grundlegend verändern möge.

Sils Maria, im Juli 2005

Vom Glück, Bauer zu sein und von den Nöten der Landwirtschaft

An einem frühen Morgen im Juni fuhr ich durch das Weinviertel, eine alte Kulturlandschaft, gestaltet von unzähligen Generationen von Bauern. Es war einer dieser Frühsommertage, an denen der aufsteigende Dunst die Landschaft einen Augenblick lang in ein fernes Traumland verwandelt. Unwillkürlich fühlte ich mich an diesem Morgen frei und zufrieden mit mir und der Welt.

Ein Naturerlebnis von sattem Grün, dem Grüngelb des Getreides, gesäumt vom Rot des Klatschmohns, kleinen Weinbergen, eingegrenzt vom Mischwald, vielen Eichen und bestellten Äckern mit Erdäpfeln, Zwiebeln, dazwischen Feldern mit Sonnenblumen und immer wieder Getreide – eingetaucht in die verzaubernde Morgensonne.

Ich war unterwegs zu einem Freund. Die Schönheit der Natur nahm mich solchermaßen in Beschlag, dass es mir schwer fiel, meinen Gedanken eine Richtung zu geben, die das Gespräch mit meinem Freund vorbereiten sollte.

Die Verzauberungskraft, die in diesem Moment von der Natur ausging, ließ weder in meinem Herzen noch in meinem Kopf etwas anderes zu als beglücktes Staunen.

Staunen muss ich aber auch immer wieder über die reale Situation, in der sich die Bauern dieser Region und die Bauern in der Europäischen Union befinden. Über 47 Prozent des Haushaltes der Europäischen Union werden für die Unterstützung der Landwirtschaft aufgewendet. Im Jahr 2004 waren das 50.460 Millionen Euro. Dieser Betrag entzieht sich unserem Vorstellungsvermögen.

Bis zu 80 Prozent des bäuerlichen Einkommens stammt aus diesen Transferzahlungen, wie das so schön im EU-Deutsch heißt. Und doch sind diese horrenden Mittel nichts als ein Narkotikum. Ein Narkotikum für unsere Bauern und letztendlich ein Narkotikum für uns Konsumenten.

Mit diesen Zahlungen wird verschleiert, dass EU-weit jährlich 200.000 Höfe aufgegeben werden. Das heißt, alle 3 Minuten kehrt ein Bauer seinem Hof den Rücken. Gerade diese Region, die mich in diesem Moment so bezaubert, ist ein klassisches „Abwanderungsgebiet". Mit diesem Terminus technicus wird ein gewaltiges Bauernsterben verharmlosend umschrieben.

Der Grund für diese Entwicklung, meinen die Fachleute, sei die mangelnde Rentabilität der kleinen Höfe. Trotz der hohen Subventionen hätten sie keine Überlebenschance. Nur die Großen werden überleben können, meinen sie. Zusammenlegung und Vergrößerung sei die Zukunft.

Zuerst hat man den Bauern dieses Landstriches vorgerechnet – es waren übrigens dieselben Fachleute –, die althergebrachte Form der Landwirtschaft mit Viehhaltung und Ackerbau sei unrentabel. Also kam das Vieh von den Höfen. Frohen Mutes gingen sie diese Art der Landwirtschaft an. Zudem waren sie der täglichen Last mit den Tieren entledigt, und nun war auch das zu kurz gegriffen.

Die Natur und die rechte bäuerliche Arbeit mit der Natur sind miteinander verwoben, es ist ein unerschöpfliches Netzwerk von Informationsmaterial, das da pulsiert. Wen wundert es, dass die Bauern zum großen Teil orientierungslos wurden. Die Gesellschaft braucht große Teile von ihnen nicht mehr, und vor allem auf die Früchte ihrer Arbeit können wir gut verzichten.

Der Sinn fürs Bauer-Sein, der Sinn für Tier und Pflanze, der Sinn für diesen Organismus, für diese Organisationsform, der Sinn für die Einheit eines Landwirtschaftswesens – dieser Sinn wurde und wird von der Politik und der Wirtschaft trivialisiert und den zukunftslosen Romantikern zugeordnet. Sie übersehen gefliessentlich, dass ihr Tun und ihre Ratschläge keine Zukunft haben, weil sie sich niemals der Realität der Natur stellen.

Aus Angst vor der Wirklichkeit, in die die politisch Verantwortlichen die Landwirtschaft führen, lassen sie uns ein bäuerliches Leben vorgaukeln – denken wir nur an die allabendliche TV-Werbung mit der glücklichen Kuh, den frohen Bauern, dem taufrischen Gemüse –, das es längst nicht mehr gibt. Schein und Wirklichkeit klaffen nirgendwo so weit auseinander wie hier. Die Bauern werden zu Karikaturen ihrer selbst. Auch die Unverfrorenheit im Umgang mit diesem Thema ist nirgends größer.

Unter diesem Narkotikum dämmert nicht nur die Landwirtschaft dahin, sterben die Bauern weg, auch die Konsumenten werden im Dämmerschlaf gewiegt. Ihre Interessen werden mit Füßen getreten, und als Antwort auf ihre Fragen wird ihnen auf ihre Kosten – denn letztendlich bezahlt alles der Endverbraucher – eine unappetitliche Scheinwelt vorgespielt. Konsumenten wollen für ihr Geld gesunde, frische Lebensmittel, die nicht hoch subventioniert quer durch Europa gekarrt werden. Konsumenten haben vor allem das Recht auf sichere Lebensmittel. Doch dieses Recht ist zu einer risikobehafteten Wunschvorstellung verkommen.

Die Konsumenten werden von BSE-, Nitrofen- und Dioxin-Skandalen heimgesucht, von Pestiziden, Hormon- und Antibiotika-Missbrauch bedroht, mit Hexachlorcyclohexan-Rückständen in der Milch und im Gemüse, mit Salmonellen in Huhn und Eiern, verpilztem Getreide, diversen Schwermetall-Belastungen bis hin zum Krebs erregenden Acrylamid bei Gebackenem und Frittiertem belastet.

Das Narkotikum für die Bauern kann nicht verhindern, dass sich unter ihnen Verzweiflung, Orientierungslosigkeit und das Gefühl, alles geht, wenn es nur dem Eigennutz dient, ausbreitet. Bei vielen Bauern geht es um ihre Existenz – um ihr Überleben. Wir haben es nicht mit Schurken zu tun, es sind Verzweifelte, verzweifelt um ihr Bauer-Sein Ringende.

Ein stolzer Berufsstand ist akut gefährdet. Haben Menschen eine falsche Wertvorstellung von ihrer Berufung – ihrem Beruf – entwickelt, kommen sie schnell in Zwangslagen, die ihrem Grund nach unmoralisch sind. Unmoralisch ihrer Aufgabe gegenüber, unmoralisch ihrer Gemeinschaft gegenüber, unmoralisch dem, was ihnen anvertraut ist, Tieren, Pflanzen, dem Boden gegenüber und unmoralisch der Gesellschaft gegenüber.

> „… und ihr Herz ist dick geworden,
> damit sie nicht mit den Augen sehen und mit den Ohren hören
> und mit dem Herzen verstehen …“
>
> Matthäus 13,15 f.

Hier findet eine Verrohung und ein Verlust an Selbstwert statt, der uns alle betrifft. Und das kann weder mit dem Narkotikum noch mit der immer wieder aufs Neue inszenierten Scheinwelt aus der Welt geschaffen werden.

„Ich habe Lust an der Liebe und nicht am Opfer"

Hos. 6,6

Jakob Lorbeer meint, ohne die Liebe der Menschen verlöscht die Sonne. In Abwandlung dieses Satzes meine ich, ohne die Liebe der Bauern zu ihrer Arbeit, zum Boden, zu den Pflanzen und Tieren, zu den Lebensmitteln, die sie für uns erzeugen, werden wir bei überbordenden Tischen verhungern. Da wird uns kein Ernährungswissenschafter, kein Experte und kein Politiker mehr helfen können.

„Gott bringt aus der Erde Arzneien hervor"

Sirach 38,4

Die Erde ist Quelle des Lebens, sie bringt Leben hervor und die Mittel des Lebens – „Lebensmittel" – mit bäuerlicher Hilfe. Kein noch so geniales chemisches Elaborat kann das ersetzen.

„Gaia, die Breitbrüstige" nannte sie Hesiod in der *Theogonie* – die Erde, unsere Ernährerin.

Der Verlust dieses Wissens, der Verlust des Wissens, dass die bäuerliche Arbeit in einer ungebrochenen Tradition von Tausenden von Jahren steht, entwurzelt unsere Landwirte und entfremdet sie ihrer Arbeit.

Bäuerliche Anwesen, die 200 Jahre ununterbrochen von derselben Familie bewohnt und bewirtschaftet wurden, werden mit dem Ehrentitel „Erbhof" ausgezeichnet. Der Stolz und die Eindeutigkeit, die aus diesem Dokument sprechen (z.B. steht in der Urkunde „das Streben nach Freiheit" – auch das wird geehrt), gehen schleichend verloren, und mit diesem Verlust geht auch die Qualität unserer Lebensmittel den Bach hinunter. Denn niemals geht aus dem Unvollkommenen Vollkommenes hervor. Aus einem kaputten Boden kommen keine gesunden Lebensmittel hervor. Wir brauchten gerade jetzt, in dieser trüben Zeit, eine besondere Qualität von Lebensmitteln.

Dass ein Lebensmittel noch mehr sein kann als ein Mittel zur Stillung unseres Hungers, beschreibt Marcel Proust. Bei ihm werden beim Genuss einer „Madeleine" alle Sinne mobilisiert, und eine Kette von Erinnerungsassoziationen kommt in Gang. Die Empfindungen, die Erinnerungen sind auf einen Schlag gegenwärtig.

„Sie ließ daraufhin eines jener dicklichen, ovalen Sandtörtchen holen, die man ‚Petites Madeleines' nennt und die aussehen, als habe man als Form dafür die gefächerte Schale einer Jakobs-Muschel benutzt. Gleich darauf führte ich, ohne mir etwas zu denken, doch bedrückt über den trüben Tag und die Aussicht auf ein trauriges Morgen, einen Löffel Tee mit einem aufgeweichten kleinen Stück Madeleine darin an die Lippen. In der Sekunde nun, da dieser mit den Gebäckkrümeln gemischte Schluck Tee meinen Gaumen berührte, zuckte ich zusammen und war wie gebannt durch etwas Ungewöhnliches, das sich in mir vollzog. Ein unerhörtes Glücksgefühl, das ganz für sich allein bestand und dessen Grund mir unbekannt blieb, hatte mich durchströmt. Es hatte mir mit einem Schlag, wie die Liebe, die Wechselfälle des Lebens gleichgültig werden lassen, seine Katastrophen ungefährlich, seine Kürze imaginär, und es erfüllte mich mit einer köstlichen Essenz; oder vielmehr: diese Essenz war nicht in mir, ich war sie selbst. Ich hatte aufgehört, mich mittelmäßig, zufallsbedingt, sterblich zu fühlen. Woher strömte diese mächtige Freude mir zu? Ich fühlte, dass sie mit dem Geschmack des Tees und des Kuchens in Verbindung stand, dass sie aber weit darüber hinausging und von ganz anderer Wesensart sein musste. Woher kam sie mir? Was bedeutete sie? Wo konnte ich sie fassen? …

… Und mit einem Mal war die Erinnerung da. Der Geschmack war der jenes kleinen Stücks einer Madeleine, das mir am Sonntagmorgen in Combray (weil ich an diesem Tag vor dem Hochamt nicht aus dem Hause ging), sobald ich ihr in ihrem Zimmer guten Morgen sagte, meine Tante Léonie anbot, nachdem sie es in ihren schwarzen oder Lindenblütentee getaucht hatte …

… Und so ist denn, sobald ich den Geschmack jenes Madeleine-Stücks wieder erkannt hatte, das meine Tante mir, in Lindenblütentee getaucht, zu geben pflegte (obgleich ich noch immer nicht wusste und auch erst späterhin würde ergründen können, weshalb diese Erinnerung mich so glücklich machte), das graue Haus mit seiner Straßenfront, an der ihr Zimmer sich befand, wie ein Stück Theaterdekoration zu dem kleinen Pavillon an der Gartenseite hinzugetreten, der für meine Eltern nach hinten heraus angebaut worden war (also zu jenem begrenzten Ausschnitt, den ich bislang allein vor mir gesehen hatte), und mit dem Haus die Stadt, vom Morgen bis zum Abend und bei jeder Witterung, der Platz, auf den man mich vor dem Mittagessen schickte, die Straßen, in denen ich Einkäufe machte, die Wege, die wir gingen, wenn schönes Wetter war. Und wie in jenem Spiel, bei dem die Japaner in eine mit Wasser gefüllte Porzellanschale kleine Papierstückchen werfen, die sich zunächst nicht voneinander unterscheiden, dann aber, sobald sie sich voll gesogen haben, auseinander gehen, Umriss gewinnen, Farbe annehmen und deutliche Einzelheiten aufweisen, zu Blumen, Häusern, echten, erkennbaren Personen werden, ebenso stiegen jetzt alle Blumen unseres Gartens und die aus dem Park von Swann und die Seerosen auf der Vivonne und all die Leute aus dem Dorf und ihre kleinen Häuser und die Kirche und ganz Combray und seine Umgebung, all das, was nun Form und Festigkeit annahm, Stadt und Gärten, stieg auf aus meiner Tasse Tee."

Marcel Proust
Auf der Suche nach der verlorenen Zeit

Beim Essen Genießen, bei einem Mahl mit Freunden, werden wir wieder zum Menschen, zum ganzen Menschen. Unsere Sinnes-Integrität stellen wir wieder her. Unsere Genussfähigkeit entwickeln wir weiter, mehr noch: In diesen Momenten, bei denen sich unsere ganze Sinnesfähigkeit entfaltet, erweitern wir oder vielmehr erobern wir unsere sozialen Fähigkeiten. Beim gemeinsamen Genießen verweben wir uns mit unseren Sinnen, unserer Lust förmlich mit den Freuden derer, die mit uns am Mahl teilnehmen.

In François Rabelais' *Gargantua und Pantagruel* wird in fast jedem Kapitel gegessen, getrunken. Es sind Festmahle, die er schildert, bei denen er sich die Lust für weitere Abenteuer holt. Vielleicht dienten seine Abenteuer nur dazu, von einem Festmahl zum anderen zu gelangen. Aber vor allem waren seine Heldentaten Futter für seine weitschweifigen Geschichten, die er in unerschöpflicher Manier beim gemeinsamen Essen auftischte.

Michail Bachtin zu François Rabelais' Sinnenwerk:

„Der Körper geht hier über seine Grenzen hinaus, er schluckt, verschlingt, zerteilt die Welt, nimmt sie in sich auf …"

„Das im geöffneten, zubeißenden, kauenden Mund vollzogene Treffen von Welt und Mensch … ist eines der ältesten Motive überhaupt … Das Aufeinandertreffen mit der Welt im Akt des Essens war froh und triumphal … die Grenzen zwischen Mensch und der Welt waren im für den Menschen positiven Sinn aufgehoben. Es kann kein trauriges Essen geben, Traurigkeit und Essen sind unvereinbar. Das Festmahl feiert immer einen Sieg, es ist der Triumph des Lebens über den Tod."

Im vierten Kapitel beschreibt, nein zelebriert François Rabelais ein Festmahl:

„Das Magenorificium, welches der Nahrungsversorgung sämtlicher Glieder, der unteren sowohl wie der oberen, gemeinschaftlich von Amts wegen vorsteht, drängt uns, durch Zufuhr der gebührenden Nährstoffe ihnen den geschuldeten Teil dessen wiederzuerstatten, wessen sie durch stete Einwirkung der animalischen Wärme auf die Urfeuchtigkeit verlustig gingen."

Auf das hin wurde ein Essen angeordnet, zuvor noch ein Bad genommen, wie es im Altertum Brauch war, wie bei uns das Händewaschen vor Tisch.

„Die Tischordnung sah vor, dass die Dame nichts aß außer himmlischem Ambrosia und nichts trank außer göttlichem Nektar. Dagegen wurden die Herren und Damen ihres Hofes, insgleichen wir, mit erlesenen, leckeren und köstlichen Gerichten bewirtet, wie nur je Apicius sie im Traum erblickte.

Als Magenbeschluss wurde ein Gemüsetopf mit verschiedenerlei Fleisch aufgetragen, falls der Hunger das Feld noch nicht geräumt haben sollte, und war der Topf von einem Umfang und einer Größe, dass die goldene Platane, die Pythius Bithynus dem Darius schenkte, ihn kaum bedeckt hätte. Der Eintopf bestand aus verschiedenerlei Gemüsearten, Salaten, Frikassees, Ragouts, Röstfleisch vom Ziegenlamm, Gebratenem, Gesottenem, Karbonaden, großen Stücken Pökelfleisch, abgehangenem Rauchschinken, Teigwaren, einem Berg Maiskörner à la moresque, Torten und Käsen, Rahmquark, Eingemachtem und Früchten aller Art. All das mutete mich trefflich und schmackhaft an, doch rührte ich nichts davon an, da ich schon rundherum satt war."

So wird das Leben, der Triumph des Seins über den Tod, im Festmahl gefeiert. Der siegreiche Körper nimmt die besiegte Welt in sich auf und erneuert sich. Für neue Taten, den sprühenden Geist und die Lust zu leben mit allen Sinnen.

Essen genießen ist eine Schule fürs Leben und befähigt uns, unseren Sinn, alle unsere Sinne zu entwickeln und unsere Erlebnisfähigkeit auszubilden.

Hand in Hand mit dem Verfall der Landwirtschaft und des Ethos in der Landwirtschaft geht unsere Genussfähigkeit, unser alltägliches Genießen flöten. Wir vertrauen nur noch den aufgeblähten, inszenierten Gelagen. Genuss setzen wir mit diesen Kasperliaden gleich. Erlebnisse holen wir uns vom Sturz von der Brücke oder mit 200 km als Geisterfahrer auf der Autobahn.

Was ist los mit uns? Haben wir alle unsere Mitte verloren, unser Selbstverständnis? Wir gleichen einem Torso, bei dem nur noch die zum Erhalt dieses Restlebens unbedingt nötigen Organe funktionieren. Nur das Außerordentliche erreicht uns noch. Es ist Zeit, aufzuwachen und uns dem alltäglichen Eros, der alltäglichen Lust und dem alltäglichen Sinnenerlebnis hinzugeben. Lassen wir die aufgeblähte Show den Stumpf- und Dumpfsinnigen.

Mein Freund, Mag. Alfons Piatti, zu dem ich in aller Früh unterwegs bin, ist ein Bauer mit Haut und Haaren, mit Stolz und Würde und vor allem mit der nötigen Leidenschaft. Wenn in unseren Gesprächen die Wut und die Verzweiflung über das, was um ihn in der Landwirtschaft geschieht, überhand nehmen, sagt er: „Komm, lass uns gehen", und wir sehen uns seine Landwirtschaft und seine Art des Bauer-Seins an. Für ihn ist Bauer-Sein sich mit seinem Boden, seinen Pflanzen und seinen Tieren zu verbinden. Mit jeder Faser seines Seins lebt er in einem sinnlichen Bezug zur

Natur. Er lebt in bewusster Verbundenheit mit der Natur und den Naturabläufen. So gibt er der organischen Welt etwas von der Würde zurück, die wir ihr durch Störung und Verhinderung ihrer Abläufe nahmen.

> „Gib der Natur nur das, was nötig ist,
> So gilt des Menschen Leben wie des Tiers."
>
> W. Shakespeare, *König Lear*

Bauer zu sein, meint er, heißt Sorge zu tragen für die Natur. Bauer sein ist für ihn das Wissen, dass die Natur ein einziger Strom des Lebens ist, der uns Menschen erst ermöglicht und weiterträgt.

Vor allem ist er ein Bauer der Sinnlichkeit. Mitten in seinen Getreidefeldern und vis-à-vis von den Kürbisfeldern leuchten ein paar Hektar Phazelien, blau und strahlend, sein Beitrag zur Wiederverzauberung der Natur. Oben am Hügel, leicht abfallend, hat er Apfel- und Birnen-Kulturen gepflanzt, bei denen sich die Fruchtansätze gerade ausbilden.

„Weißt Du, alles was lebensfeindlich ist, hat in der Landwirtschaft nichts verloren. Wir stellen Lebensmittel her für den Körper, den Geist und die Seele." Das kann jeder, der mit ihm auf seinem Hof unterwegs ist, nachempfinden, spüren.

„Die Bauern haben das Vertrauen zu sich und ihrer Arbeit verloren. Durch die vielen Ausnahmeregelungen und Hintertüren. Es werden unentwegt Richtlinien und Verordnungen unterlaufen."

„Die Konsumenten vertrauen den Lebensmitteln nicht mehr, der Entzug des Vertrauens hat verheerende Auswirkungen auf die Arbeit des Bauern."

„Die auf die Region und das Klima bezogene Fruchtfolge ist die Voraussetzung für eine gedeihliche Arbeit und ist eine Voraussetzung für die Lebendigkeit des Bodens."

„Der Bauer muss wieder Verantwortung übernehmen durch eine konsequente ernste Arbeitsweise."

Im Hinuntergehen durch seine Felder meint er: „Dieses Schindluder-Treiben zerreißt die Menschen." Vorbei an Eschen und Robinien und der

Scheune kommen wir zum Stall, in dem zirka 100 Rinder stehen, Jungvieh und Kühe – und mitten drin ein prächtiger Stier. Alle Rinder mit ihren Hörnern, stolz und zufrieden wiederkäuend. Eine große Ruhe geht von diesem Stall aus, und er ist unwillkürlich das Zentrum des Hofes. Wenn mein Freund von der Unruhe heimgesucht wird, geht er in den Stall, setzt sich unter die Kühe und holt sich seine Mitte wieder. Hier ist so deutlich sicht- und nachfühlbar, dass durch die Beseitigung der Tiere bei den Ackerlandbauern die Höfe ihre Seele und die Bauern ihr Zentrum verloren haben.

Wie gesagt, mein Freund Alfons ist ein Bauer mit all seinen Sinnen, der stolz für die Zukunft der Landwirtschaft einsteht und auch immer wieder dafür kämpft. Er betreibt eine Landwirtschaft, für die die Fachleute längst die Totenglocken geläutet haben und die es eigentlich nicht mehr geben dürfte. Nur: Die Zyniker, die „Agrarexperten", wo auch immer sie sich breit machen, begreifen nicht, dass sie sich durch ihre Arbeit langsam, aber sicher den Ast abschneiden, auf dem sie sitzen. Die Landwirtschaft, die sie propagieren, führte und führt zum Auslöschen des Bauernstandes.

Mein Freund lebt in der Gewissheit, dass die Art der Landwirtschaft, wie er sie betreibt, eine Landwirtschaft, in der der ganze Mensch angesprochen und gefordert ist und nicht nur die Arbeitskraft, Zukunft haben wird. Auch weil sie den Menschen die Lebensmittel gibt, die sie für ihre Gesundheit und ihre Sinne dringend benötigen.

Je mehr ich mich mit der Landwirtschaftspolitik auseinander setze – mit der Politik der Urproduzenten von Lebensmitteln –, umso mehr wird mir klar, dass diese Politik der letzten Jahrzehnte eine im Grunde verfehlte ist. Man hat versucht, den Landwirten alles verharmlost darzustellen, man hat nur so viel gesagt, von dem man glaubte, es sei ihnen zumutbar, ohne dass sie die politische Gefolgschaft aufkündigen. Man hat Geld in ihre Taschen gestopft und ihnen zu verstehen gegeben: „Wir werden es schon richten, vertraut uns nur." Die Bauern wurden zu Lemmingen gemacht, und ihr Zug nähert sich unaufhaltsam dem Abgrund.

„Die Wahrheit ist dem Menschen zumutbar", meinte Ingeborg Bachmann – aber nur den Menschen, die man ernst nimmt, vor denen man Respekt hat, deren Arbeit geschätzt wird, und nur dann, wenn man sie als tragende Säule der Gesellschaft anerkennt. Sie, die Bauern, tragen für unser

Wohlergehen, für unser Essen und für unsere Kulturlandschaft – Erholungslandschaft – die Verantwortung. Das gehört zu den Aufgaben des Bauern.

Bauern, wacht auf! Nehmt euer Schicksal in die Hände! Niemand wird es für euch richten. Es liegt allein in eurer Hand, ob ihr eine Zukunft habt.

Wir brauchen eine neue Qualität von landwirtschaftlicher Arbeit und einen neuen Qualitätsbegriff für Lebensmittel. Die, von denen wir unsere Lebensmittel beziehen, die Bauern, brauchen eine Zukunftsperspektive – keine Zukunftsillusion – und eine realitätskonforme Orientierung.

Können Sie sich noch erinnern, was mein Freund über die wesentliche Aufgabe des Bauern sagte? „Wir stellen Lebensmittel her für den Körper, den Geist und die Seele." Ein Großteil der Landwirte wird dieser Aufgabenstellung nicht mehr gerecht. Die Bauern produzieren (auf Teufel komm raus) Mengen und Massen. Sie produzieren Milchmengen, die in Tankwagen durch halb Europa gekarrt werden müssen, um irgendwo einen Abnehmer zu finden. Die Kühlhäuser sind angefüllt mit Butter- und Fleischbergen, die Lager voll mit Getreide, das wieder mit Subventionen gestützt werden muss. Hektar um Hektar Salate müssen eingeackert werden. Die Liste lässt sich beliebig fortsetzen, und im selben Maße, wie die Produktion angeheizt wird, verfallen die Preise. So lagen 2004 die Bauernpreise für konventionelle Erdäpfel bei 6 Cent/kg. Bei Zwiebel betrug der Jahresdurchschnittspreis, den der Bauer erhielt, etwa 1 Cent/kg. Bei diesen Preisen ist es müßig, über Qualität zu reden. Ein Teufelskreis ohne Ende.

Der Druck auf die Erzeugerpreise wird in den nächsten Jahren noch zunehmen. Große Teile unserer Bauern produzieren eine anonyme Masse und eine beliebige, zu jeder Zeit austauschbare Qualität. Sie schufen in den letzten Jahren mit viel Aufwand und Mühe einen Angebotsmarkt, aber keinen Nachfragemarkt. Ihre Unverzichtbarkeit als Nahversorger, als Qualitätsproduzent unserer Lebensmittel, konnten sie nicht darstellen. Das, was sie produzieren, wird nicht wirklich gebraucht, man könnte es auch anderswo – womöglich noch billiger – beziehen.

Stellen Sie sich vor, Ihre Arbeit ist nicht gefragt und man könnte zu jeder Zeit auf Sie verzichten. Genauso fühlen sich große Teile der Bauernschaft. Welche Auswirkung das auf das Selbstwertgefühl hat, und dass der Preis dafür Orientierungslosigkeit ist, ist leicht nachzuvollziehen.

In den Gunstlagen – den Ackerbaugebieten – sehen viele die Morgenröte aufziehen. Ein Hoffnungsstreifen. Ein Tor öffnet sich zu einer neuen Sackgasse, wie ich meine.

> „Seine Zuversicht ist ein dünner Faden,
> und ein Spinngewebe ist das, worauf er vertraut."
>
> Hiob 8,14

Zum großen Befreiungsschlag setzen sie an. So wie der Großteil der Landwirtschaft betrieben wird, ist sie zu einem Moloch geworden, zu einem gewaltigen Energieverschleisser. Es muss mehr an Energie eingesetzt werden als erwirtschaftet wird.

Manpower, Düngemittel, Pestizide, Herbizide, Fungizide, Lagerschutzmittel, Hemmstoffe, Leistungssteigerer, Arzneimittel, zugekaufte Futtermittel, technologischer Einsatz, Lagerkapazitäten, Transportaufwände usw.

Das ist eine der Miseren der Landwirtschaft. Das, was an Energie in die Landwirtschaft hineingesteckt wird, kann nicht als Ertrag lukriert werden. Die Energiebilanz in dieser Art von Landwirtschaft kann nur negativ sein.

So scheint es doch das Beste zu sein, alles zu Energie zu machen. Diese Herren sind in Wirklichkeit nichts anderes als verkappte Alchemisten – sie versuchen den Traum der Alchemisten, die totale Umwandlung der Natur, die Transformation der Natur in Energie. Mircea Eliade nennt es die säkulare Version des Traums der Alchemisten.

Am Ende dieses Tuns steht die Vision der Ratlosen, die in ihrer Hilflosigkeit nur noch Anleihen im Magischen nehmen können, von einer Landwirtschaft als eines Teiles des Perpetuum mobile. Auch hier wird sich die Idee des Perpetuum mobile einmal mehr als eine Wahnidee erweisen. Die wiederum die Misere im ländlichen Raum mehren und unzählige Opfer verschlingen wird: Bauern und ihre Familien.

> „Herr, die Not ist groß!
> Die ich rief, die Geister,
> werd' ich nun nicht los."
>
> J. W. Goethe, *Der Zauberlehrling*

Um aus dieser prekären Situation zu entkommen, hilft also nur noch das Magische, muss die magische Tradition bemüht werden. Wie überall ersetzt die Magie das Im-Glauben-Verankert-Sein. Aufs Erste sieht das alles sehr schlüssig und interessant aus. Nur hat man in der Landwirtschaft in den letzten Jahrzehnten völlig aus den Augen verloren, was die Folge des Tuns ist. Jedem Heilsversprechen ist man willig und voller Hoffnung gefolgt. Ein Fehltritt nach dem anderen, immer auf Kosten der Bauern und zu oft auf Kosten unserer Gesundheit.

Das, was am Ende bleiben wird, ist das totale Desaster – ich erinnere nur an BSE –, wo immer die Allgemeinheit – wir Steuerzahler – aplanieren müssen, was die Verantwortlichen verbrechen. Nie sind diese Heilsverkünder, die vermeintlichen Experten für das, was sie anrichteten, geradegestanden oder gar zur Verantwortung gezogen worden.

Es geht um nichts anderes als die alternative Treibstoffgewinnung aus nachwachsenden Rohstoffen wie Raps, Weizen, Zuckerrüben oder Mais.

Doch die Umwandlung von Biomasse in CO_2 ist zukunftslos, genauso wie die Nutzung der Sonnenenergie über den Umweg Biomasse.

Am Anfang dieses Unternehmens werden Subventionen fließen – ins Werk und zu den Bauern. Grund und Boden wird zu riesigen Einheiten zusammengelegt und arrondiert werden müssen. Um bloß Treibstoffzusätze herzustellen, wird doch jeder einsehen, dass jeder Hilfsstoff zur Ertragssteigerung eingesetzt werden darf. Zum ersten Mal wird in der Landwirtschaft kein Lebensmittel produziert werden.

Der freie Bauer wird nun endgültig zum Industriearbeiter, zum verlängerten Arm des Fließbandes, zum Außenposten der technologischen Abläufe. In menschenentleerten Räumen wird der ehemalige Bauer auf seinen Riesengeräten Felder bestellen, düngen, spritzen und ernten. Unsere Kulturlandschaften werden grundlegend umgestaltet. Sie müssen den neuen Erfordernissen angepasst werden.

Was der Wirtschaft dient, dient doch uns allen, schallt es aus den Mündern der Krisengewinner. Und statt einer vielgestaltigen Kulturführung entsteht die totale Einförmigkeit und Eintönigkeit. Monokulturen reihen sich an Monokulturen, so weit das Auge reicht. Landstrich für Landstrich wird für die Lebensmittel-Produktion verloren gehen. Denken wir nur an die Baumwollfelder. Tote Böden, zerstörte Wasserressourcen, devastierte Räume – eine devastierte Umwelt wird die unausweichliche Folge sein.

Einem Berufsstand wird das jahrhundertealte Wissen um die Natur und den pfleglichen Umgang mit ihr zum Zwecke, Lebensmittel zu erzeugen, das von Generation zu Generation weitergegeben worden ist, unwiderruflich verloren gehen. Handwerkliches Wissen und Können wird ausgelöscht werden. Dadurch wird diese eigene Spezies von Industriearbeitern sehr schnell in eine tiefe Abhängigkeit und Entwurzelung geraten. Der Konkurrenzdruck wird, bevor sie noch verstehen, wie ihnen geschieht, hoch sein. Bald werden die Pioniere des Untergangs von noch effizienteren – sprich rücksichtslosen – Produzierenden aus aller Welt abgelöst werden.

Denn Biomasse wird zu Weltmarktpreisen gehandelt werden. Mit der geschützten Werkstätte – dem subventionierten Wirtschaften – wird es schnell ein Ende nehmen.

Wir gehen unserer Erholungslandschaft und unserer Nahversorger verlustig. Wie jeder auch Unbedarfte sehen und erleben kann, ist der handwerkliche Umgang mit der Natur ein künstlerisches Vermögen. Dieses Vermögen wird gering geschätzt und systematisch vernichtet.

Die Auswirkungen auf das Mikroklima, die zunehmende Erosion des Bodens, die abnehmende Kapazität des Bodens, Wasser aufzunehmen – denken Sie bei Unwettern an die Überschwemmungen, Murengefahr, die Auswirkungen auf das Grundwasser, die Folgen für Fauna und Flora – die Schreckensvision, die Rachel Carson in ihrem Buch *Der stumme Frühling* beschreibt, steht vor der Türe. Der vielgestaltige Lebensraum wird zum reinen Produktionsraum, zur Einförmigkeit. Industrielle Maßstäbe werden das handwerkliche Können ablösen.

Ich bin der festen Überzeugung, es wird für Mensch und Natur weit reichende Folgen haben. Aber die größte Gefahr sehe ich in der Gentechnik. Niemand wird verstehen, dass für die bloße Erzeugung von Treibstoffzusätzen dieselben strengen Regeln gelten sollten, wie für die Erzeugung von Lebensmitteln. So wird die Gentechnik flächendeckend Einzug halten. Ich möchte jetzt keine Diskussion über Horizontaltransfer führen. Belassen wir es für den Moment bei der bloßen Feststellung.

Diese Entwicklungsmöglichkeit gilt es kritisch im Auge zu behalten. Es geht uns alle an, wir alle werden betroffen sein.

Von all diesen Tollheiten und Verwirrungen ist mein Freund Alfons frei, er weiß und lebt in der gelassenen Gewissheit, dass das, was er erzeugt, von den Menschen auch in Zukunft nachgefragt wird. Mit der Einschränkung, dass die Landwirtschaft, die um ihn betrieben wird, ihm auch in Zukunft ermöglicht, seine Leidenschaft, sein Ethos und seine Vorstellung zu verwirklichen.

„Wir stellen Lebensmittel her für den Körper, den Geist und die Seele.“

Von den Paradiesen der Berge und dem Tumult des modernen Wirtschaftens

Unsere alpinen Räume, die Gebirgsregionen, sind die Schlüsselregionen der Zukunft – unserer Zukunft. Mit ihren Wasserressourcen, dem Rohstoff Holz, der Wasserenergie verfügen wir mittelfristig über einige der kostbarsten Güter. Noch haben wir es in der Hand, diese Regionen zum geschützten Gebiet für die Biodiversität werden zu lassen. Doch überlassen wir sie den marktwirtschaftlichen Kräften, wird das zwangsläufig zum Kollaps der Kulturlandschaft führen.

Auf über 1.000 m Seehöhe leben und betreiben die Moosburg-Bauern, Maria und Hubert Wörgötter, ihre Landwirtschaft. Sie und ihre Familie bewirtschaften ihren Hof mit Leidenschaft, einem sturen Kopf und mit Optimismus. Denn obwohl die Arbeit schwer und mühsam ist, brauchen sich Hubert und Maria Wörgötter keine Sorgen um die Zukunft ihres Hofes zu machen. Ihr Sohn, gute zwanzig, arbeitet begeistert mit, und es ist klar, dass er den Hof und die Art der Landwirtschaft, wie sein Vater sie betreibt, fortführen wird. Der Altbauer hat das Vertrauen in die Jugend, er meint, „die werden es schon richtig machen".

An einem herrlichen Tag als Besucher unterwegs im Gebirge denke ich nicht an die Bedrohungen für diese Region, nicht an die Sorgen der Menschen hier. An den Waldrändern haben Imker Bienenstöcke aufgestellt. Unwillkürlich fällt mir „das Land, in dem Milch und Honig fließen" ein. Im Oberen Pinzgau leben die Bauern überwiegend von der Milch.

Wie alle Paradiese ist auch diese Vielfalt bedroht. Es ist ein Paradies, in dem die Menschen „im Schweiße ihres Angesichtes ihr Brot essen".

Als ich den Moosburg-Hof zum ersten Mal betrat, war mein Eindruck: Dieser Hof ist nicht nur ein landwirtschaftlicher Organismus, er ist eine landwirtschaftliche Individualität. Mit Kühen und Kälbern, einem prächtigen Stier, mit Schweinen, rundherum blühenden Wiesen, einem festen Stall – die Winter sind lang und hart –, einer Heutenne und dem Wohnhaus. Rechts davon der Bauerngarten mit Gemüse, Kräutern und Blumen, Obstbäume noch auf dieser Höhe rund ums Haus.

So ähnlich sind hier oben alle Höfe gestaltet, aber jeder hat sein eigenes Gesicht, seinen eigenen Charakter, eine unverwechselbare Atmosphäre und seine eigene Seele. Und in jedem Hof ist ein Holzherd, der das ganze Jahr betrieben wird, auf dem gekocht wird und der eine Gastlichkeit vermittelt, in der man sich gleich aufgehoben fühlt.

Mit dem Bauern und der Bäuerin sitze ich bei Alpkäse vom letzten Jahr, Speck, selbst gebackenem Brot und Schnaps zusammen, und wir reden über das Bergbauer-Sein. Wir sprechen über das Wirtschaften in „Ungunstlagen“, wie das so schön in der Fachsprache verschämt kaschiert wird, um nicht ausdrücken zu müssen, was es wirklich heißt, auf über 1.000 m dem Wetter ausgesetzt zu sein und die steilen Hänge zu bearbeiten. Der Mensch ist hier das Bestimmende, die Maschinen treten in den Hintergrund – nur begrenzt sind sie einsetzbar.

„Wir haben unentwegt mit der Schöpfung zu tun, mit der Natur, den Kühen, beim Kalben, beim Melken. Mit der Vorstellung, dass alles machbar ist, mit dem Machbarkeitswahn kommt man bei uns schnell an die Grenze, der Machbarkeitswahn zählt bei uns nicht.“

„In diesen extremen Lagen ist man Bauer mit Herz und Hausverstand. Das tagtägliche Zusammenleben, Zusammenarbeiten mit der Natur lehrt einen alles Notwendige. Vor allem den Respekt vor dem Leben, den Gesetzen der Natur und vor den Menschen. Was wir aus dem Hof erwirtschaften, muss wieder zurückgegeben werden, sonst wird es bald zu Ende sein mit unserem Stand. Den Tieren und dem Boden müssen wir zurückgeben, was wir ihnen für unseren Unterhalt entnehmen. Die Tiere und der Boden sind unsere Grundlage.“

Je mehr ich mich mit dem Thema Lebensmittel und Landwirtschaft auseinander setze, umso klarer wird mir, dass der Verlust des Wissens, was Qualität ist, der Verlust des Qualitätsbegriffs zur Orientierungslosigkeit bei den Bauern und zur Destabilisierung des Vertrauens der Konsumenten in die Lebensmittel führt und leider längst geführt hat. So frage ich Maria und Hubert nach ihrem Qualitätsbegriff.

„Qualität ist“, meinen sie ohne lange zu überlegen, „mit den Tieren, mit dem Boden und seinem eigenen Tun in Harmonie zu sein. Qualität ist die Gesinnung, mit der man seine Arbeit verrichtet, die Gesinnung, mit der wir mit den Tieren und dem Boden umgehen. Qualität ist, das Vieh, den Boden, die Menschen nicht auszunutzen – auch sich selbst und die Familie nicht.“

Nach der Jause gehen wir hinauf auf die Alm. Die Hauptalm, auf der gemolken und gekäst wird, liegt auf 1.800 m, die Hochalm für die Jungtiere zieht sich bis auf 2.400 m hinauf. Rinder haben ein untrügliches Gefühl für den Rhythmus, zu Pfingsten beginnen sie unruhig zu werden, stehen am Gatter und wollen hinauf auf die Alm. Zirka 120 Tage sind sie nun ununterbrochen in freier Natur, bei jedem Wetter und mit ihnen abwechselnd der Bauer und der Jungbauer. Die frisch gemolkene Milch wird an Ort und Stelle verkäst, es wird Butter gemacht und die anfallende Molke den Schweinen, die übermütig um die Almhütte herumtollen, verfüttert. Von den letzten heißen Tagen haben die Schweine einen zart-rosa Sonnenbrand.

Der alpine Raum ist unser Reservoir für die ökologische und biologische Vielfalt. Er stellt eine seit Jahrhunderten gewachsene diffizile Stabilität dar, die der Natur – im Rohzustand mit ihrer gefährlichen Eigendynamik – abgerungen wurde. Werden die Wiesen nicht mehr bewirtschaftet, legt sich das ungemähte Gras im Winter auf den Boden – wie die ETH Zürich untersucht hat –, und das überlange, nach unten gedrückte Gras bildet ausgezeichnete Rutschbahnen für den Schnee. So nimmt die Lawinengefahr zu. Auch frieren die Halme am Schnee fest und können mitsamt den Wurzeln vom rutschenden Schnee ausgerissen werden. Im Sommer setzt dann die Bodenerosion ein, nach Unwettern kommt es zu Vermurungen und ganze Hänge können abrutschen.

Längst sind unsere Augen an den überdüngten, überwirtschafteten Wiesen der Landwirtschaft im Flachland ermüdet. Kaum wird das Gras 15 cm hoch, wird es schon wieder gemäht und zu Silage verarbeitet. Eine blühende Wiese in der Landwirtschaft des Flachlandes – wann haben Sie die zum letzten Mal gesehen?

Der Gang über eine blühende Wiese in den Bergen führt einem bildhaft vor Augen, was Biodiversität ist. Alles blüht, bildet Samen, eine unendliche Vielfalt prägt sich einem ein. Eine Vielfalt an Gräsern, Blumen, Kräutern, Insekten, Schmetterlingen, Vögeln und vielen Arten von Tieren. Augenblicklich sind wir gebannt von der Schönheit und von der Wirkung, die diese Schönheit auf uns hat. Diese Biodiversität hat einen unendlichen Wert, und unendliche Werte können nicht in Zahlen berechnet werden. Sie entziehen sich dem merkantilen Handeln. Die alpinen Regionen sind die Ressourcen für unsere Zukunft und die Zukunft unserer Kinder.

Über 2.000 verschiedene Gräser, Kräuter, Blumen wurden auf den Berghängen der Hohen Tauern im Oberen Pinzgau botanisiert. Das ist die Nahrungsgrundlage für die Kühe in den Bergen. „Alle Milch ist weiß. Wie will man da einen Unterschied feststellen können?" meinte der Eigentümer eines großen Lebensmittel-Konzerns zu mir. Der Unterschied zwischen einer Milch aus dieser Umgebung und anderer Milch war auch für ihn bald erkennbar.

Meine Leidenschaft gilt dieser Landwirtschaft, mein Herz hängt an der Bewahrung der Landwirtschaft im alpinen Raum. Wenn hier die Landwirtschaft mit der richtigen Gesinnung und einer ökologisch umsichtigen Haltung betrieben wird, bekommen wir Lebensmittel von unvergleichlicher Qualität. Aber nicht alles ist heil, nur weil es in den Bergen geschieht. Ich habe Bauern gesehen, die auf ihrer Alm auf über 1.200 m Höhe Kunstdünger ausgebracht und Herbizide z.B. gegen den Sauerampfer gespritzt haben.

Auch in diesen Ungunstlagen gibt es Experten, die den Bauern erklären, dass die Art, in der sie bisher gearbeitet haben, überholt sei.

Im Handumdrehen fand sich ein Experte, der das Zeitalter des Embryonentransfers in der Rinderzucht ansagte. Der Embryonentransfer ist neben der Reagenzglasbefruchtung und der Herstellung genetisch identer Individuen („Klonen") eine weitere Möglichkeit der Reproduktionstechnik. Unter Reproduktionstechnik versteht man die gezielte Manipulation der Fortpflanzung.

Der Embryonentransfer ist eine Methode, um die Zahl der Nachkommen von Hochleistungskühen zu erhöhen. Normalerweise bildet ein Rind eine einzige reife, befruchtungsfähige Eizelle aus. Mittels eines Hormons wird die gleichzeitige Reifung mehrerer Eier hervorgerufen, die in der Kuh künstlich besamt werden. Anschließend werden die befruchteten Eier aus der Gebärmutter herausgespült und anderen Kühen eingepflanzt, die die Kälber jener Hochleistungskuh gebären. Es ist auch möglich, einen herausgespülten Embryo in zwei oder vier Teile aufzuteilen und anderen Kühen einzusetzen. Damit erhält man zwei bzw. vier idente Nachkommen, sprich Klone von Hochleistungskühen.

Der besagte Experte fand seine Opfer, die sich für diesen Wahn maßlos verschuldeten. Als die Kälber jedoch nicht die gewünschten Eigenschaften zeigten, die Methode die Erwartungen der Bauern also nicht erfüllte, verließ er fluchtartig den Ort seiner Machenschaften

Selbstverständlich gibt es auch hier Bauern, die mit der traditionellen Bergbauern-Landwirtschaft brechen. Sie sind „Hochleistungsbauern" geworden. Normalerweise kommt die Futtergrundlage für die Tiere vom eigenen Hof, Futter wird nur minimal zugekauft. Die von mir so bezeichneten „Hochleistungsbauern" kaufen an die 50 Prozent des Futters von den Futtermittelwerken zu. In der Hauptsache wird den Tieren Silage, Kraftfutter und Trester gefüttert, um die Milchleistung zu steigern. Die Kühe stellen nur mehr einen Baustein im wirtschaftlichen Ablauf dar. Denn für diese Bauern zählen – wie in der Industrie – nur mehr Stückzahlen und Kilogramm-Milchmengen. Sie merken nicht, dass sie selbst zu Industriearbeitern werden, zu Hilfsarbeitern der Futtermittelwerke.

In einem Kreislauf von Ausbeutung sind auch sie Opfer ihrer Selbstausbeutung. Die Spirale zielt unausweichlich nach unten. Denn in dem Maß, in dem sie die Milchleistung ihrer Kühe nach oben pushen, sind die Aufwände für Futtermittel und Tierarzt-Behandlungen gestiegen, und der Milchpreis ist gefallen. Eine Allerweltsmilch braucht niemand, und so hat sie auch nur einen Allerweltspreis. Somit ist die Arbeit der Bauern und das, was sie produzieren, zu jeder Zeit verzichtbar. Ersatz für ihre Art, eine Landwirtschaft zu führen, gibt es europaweit genug.

Eine Sackgasse mit lauter Verlierern. Das Besondere ihres Standortes, das Unverwechselbare, haben sie aus ihren Augen verloren. Wie gesagt, der Verlust des Wissens, was Qualität ist, was die Qualität von Lebensmitteln darstellt, führt in die Orientierungslosigkeit. Wenn es um qualitätsvolle Lebensmittel geht, sind die Produkte einer recht geführten Landwirtschaft der alpinen Region unersetzbar.

Unter recht geführt meine ich z. B. eine nachhaltige Landwirtschaft, die die Biodiversität pflegt, in der die Futtermittel fast ausschließlich vom eigenen Hof, von der eigenen Heuwirtschaft kommen, in der keine Düngemittel von der Agrochemie zugekauft und keine Pestizide verwendet werden. Ich verstehe darunter eine Landwirtschaft, die die autochthonen Tierrassen pflegt, die Würde der Tiere beachtet und sie jahreszeitlich bedingt in Gottes freier Natur hält.

Richtig produzierte Lebensmittel aus den alpinen Regionen stellen für die Bevölkerung ganz Europas einen noch vielfach ungehobenen Schatz dar, ein unverzichtbares Gut. An der Qualität dieser Lebensmittel könnte das degenerierte Europa genesen.

Deshalb achtet auf die Bauern in den Bergen!

Inzwischen sind wir über einen steilen Hang zur Hauptalm gekommen. In der Hütte hängt raumbestimmend ein Kupferkessel über einem Holzfeuer. Der Jungbauer ist beim Käsen. Hinter dem Kessel auf einem Regal sind schon etliche Räder Almkäse gefertigt und gestapelt, die regelmäßig mit einer Salzlake gebürstet werden. Die Käsepflege dauert bis zum Verzehr. Ein lebendiges Lebensmittel erfordert ständig Umsicht und Achtsamkeit.

Draußen, unweit der Almhütte, steht eine stattliche Pinzgauer Kuhherde. Kühe, die sich trittsicher am steilen Hang bewegen und grasen. Wann auch immer ich ein Pinzgauer Rind im Gebirge sehe, bleibt mir das Herz stehen und die Sprache versagt. Es ist ein Eindruck von unendlicher Schönheit. Eine völlige Harmonie – die Berge, das Pinzgauer Rind, die blühenden Wiesen, blauer Himmel, klare Luft – und ein Glücksgefühl erfüllen mich. Mir wird warm bis zu den Ohrenspitzen.

Als Odysseus' Gefährten gewaltsam die herrlichen Rinder des Helios töteten, forderte Helios Genugtuung bei Zeus. „Sie machten mir Freude – jedes Mal, wenn zum Himmel mit allen Gestirnen ich aufstieg, und taten es wieder, wenn immer vom Himmel zur Erde ich kehrte." So Helios zu Zeus.

Er drohte Zeus, wenn er diese Freveltat nicht entsprechend räche, verströme er sein Licht nur noch in der Unterwelt. Und Zeus bestrafte die Schandtat mit funkelnden Blitzen und mächtigen wilden Orkanen von West und Nord. Sogar einen Gott rührte und betörte eine Rinderherde.

Diese wunderbaren kastanien-rot-braunen Rinder mit einer weißen Zeichnung, einem weißen Band, das sich über den Rücken und den Bauch zieht – Kühe von umwerfender Schönheit. Friedvoll und mit unerschütterlicher Ruhe, phlegmatisch und doch neugierig und hellwach. Stolz stehen sie mit ihren Hörnern da, ein unbeschreiblicher Anblick. Sehen wir einer wiederkäuenden Kuh in die Augen, begegnet uns eine wohlige Ruhe, und zugleich haben wir das Gefühl, in einen tiefen Brunnen zu blicken, der noch viele Geheimnisse birgt.

„Aber frag doch das Vieh, und es wird dich lehren."

Hiob 12,7

Claude Lévi-Strauss nach einem unerreichten Ziel seines Lebens gefragt: „Ich hätte mich gerne einmal mit einem Tier verständigt. Könnte ich mit einem Tier sprechen, ich glaube, ich gewänne ganz andere Einblicke ins Innere des Lebens."

Kühe sind Träger einer uralten Weisheit, mit einem Wissen, das bis in die Urzeit zurückreicht, von dem wir Ahnungslosen viel lernen könnten. Der Mensch ist in der Schöpfungsgeschichte der zuletzt Gekommene. Weder ist der Mensch der Schöpfer noch ist die Schöpfung seiner Phantasie entsprungen. Der Mensch kam in eine Welt, die es lange schon vor ihm gab.

Mahatma Gandhi spricht über die Kuh, über das merkwürdig Wortlose der Kuh: „Die Kuh bedeutet für mich die ganze nicht-menschliche Welt. Der Mensch wird durch die Kuh dazu geführt, sein Eins- und Gleichsein mit allem, was lebt, anzuerkennen. Die Kuh war immer der beste Gefährte des Menschen. Der Ruf aus tieferen Schichten unserer Schöpfung ist umso zwingender, als er wortlos bleibt."

Die Höhlenmalereien von Lascaux, Altamira, Chauvet und Felszeichnungen in der Sahara zeigen faszinierende Abbildungen des Urs – des Urrindes. Die ersten Spuren des Rindes lassen sich hunderttausend Jahre vor unsere Zeitrechnung zurückverfolgen. Die Zeichnungen sind zirka 30.000 Jahre alt. Das heißt, der oder die Zeichner waren genauso enthusiasmiert wie ich es heute bin. Ob diese Ure die Vorfahren unseres Hausrindes sind oder ob die Hausrinder über die Donau aus dem mittleren Osten mit den Menschen eingewandert sind, ist noch nicht endgültig geklärt. In Mesopotamien, bei den Hethitern, in Ägypten repräsentierten die Kuh oder der Stier Götter, im alten Persien stellte die Kuh die Mutter Erde dar.

Der Beginn unseres Alphabetes, das „A", ist auf den gehörnten Rinderkopf zurückzuführen. Beginnend aus der ägyptischen Hieroglyphe über das Phönizische bis zum Griechischen cirka 500 Jahre v. Chr. hat sich das Schriftbild entwickelt. Am Beginn des Alphabets stand der Apis-Stier. In ihm verehrten die Ägypter die „herrliche Seele" des Ursprungsgottes Ptah. Von schwarzer Farbe musste er sein, mit einem weißen Dreieck auf der Stirne, einem halbmondförmigen Fleck auf der rechten Seite, nebst einer Art Wulst und dem käferförmigen Knoten unter der Zunge. War er gefunden, wurde er mit einer Prozession eingeholt und mit einem Freudenfest nach Heliopolos gebracht. Zirka 25 Jahre währte jeweils die Regentschaft des Stieres.

Wer einem ausgewachsenen Stier einmal begegnet ist, begreift sofort, woher die achtungsvolle Verehrung kommt. Stiere mit ihrer unbändigen Kraft flößen jedem, der mit ihnen zu tun hat, Ehrfurcht ein.

Der Stier steht als Hieroglyphe für den Ackerbau. Die Ochsen, der Stier waren in den meisten alten Kulturen die tragenden Säulen des Ackerbaus. Herkules heißt der Stierbändiger, derjenige, der den Stier unter das Joch beugte, der die Kunst des Bändigens beherrschte. Ohne die Rinderherden gäbe es unsere Zivilisation nicht. Vieles haben wir den Rindern, ihrem Gleichmut und ihrer Willigkeit, zu verdanken. Dieses Wissen lebte all die Jahrtausende unter den Menschen. Nur wir in unserer Tumbheit haben alles ausgelöscht und weggesperrt. Nur noch Zerrbilder, Karikaturen von Kühen erreichen uns über aberwitzige Werbesendungen.

Auf dem Schachernhof, bei Herrn Ing. Helmut Langer im Oberen Pinzgau, treffe ich einen weiteren Mitstreiter für eine zukunftsorientierte Landwirtschaft in der alpinen Region und mit einer nicht endenden Passion für das Pinzgauer Rind. Vor seinem Haus stehend, haben wir einen wunderschönen Ausblick. „Der Pinzgau ist eine beeindruckende Kulturlandschaft. Alles, was kreucht und fleucht, hat hier Raum zu leben, wenn es das Klima erträgt", meint er stolz. Etwa 100 Meter vom Haus entfernt hat er einen Granit gesetzt, einen Gedenkstein für Anton von Webern, der in dieser Gemeinde 1945 von einem amerikanischen Soldaten irrtümlich erschossen wurde.

Helmut Langers Verständnis der Agrokultur endet nicht beim Landbau oder der Tierhaltung, er ist ein Kulturmensch, ein Sinnesmensch durch und durch. Der Schönberg-Schüler Anton von Webern und die Enthornung der Kühe sind unser Thema.

Die Enthornung ist Ausdruck dafür, dass die Gedankenlosigkeit auch die traditionellen Bauern befällt und zugleich Ausdruck für die Verrohung unserer Gesellschaft.

Seit Jahrtausenden tragen die Kühe zum Wohl der Menschen Hörner, und seit Jahrhunderten sind die Menschen respektvoll mit den Hörnern der Rinder umgegangen. Die Evolution kennt keine enthornten Rinder. Nur dort, wo der Mensch Hand anlegt, geschieht dieser Unfug, diese Schändung!

Unfälle mit Hörnern passieren bei ungeeigneten Ställen, mangelndem Platzangebot und bei ungeeigneten Bauern.

Ein Rind ohne Hörner ist ein der Würde beraubtes Rind. Seit 10.000 Jahren leben die Rinder mit den Menschen. Das Horn gehört zum Ausdrucksrepertoire der Rinder, denn die Hörner haben eine vielfältige Funktion im Sozialverhalten. Die Hörner sind Lebensbestandteil des Rindes, die Hörner gehören zum Wesen des Tieres. Haben Tiere kein Anrecht auf die Unverletzlichkeit ihres Wesens, ihrer Würde? Mit den Hörnern steckt es den Intimbereich ab. Kühe, die dicht an dicht am Wassertrog saufen, kommen sich pausenlos mit der Spitze ihrer Hörner ganz nahe, augennahe, ohne sich je zu verletzen. Die Hörner sind auch ihre Fühler. Anhand der Hörner hat man die Fruchtbarkeit und das Lebensalter geschätzt. Die Hörner standen in verschiedenen Kulturen für Fruchtbarkeit, Kraft und Fülle. Hörner sind kein totes Zierstück Horn, sondern gut durchblutete, von Nerven versorgte Organe. Sie sind die Fortsetzung der Stirnhöhle und mit einer Schleimhaut ausgekleidet.

Und die Hörner haben mit der Verdauung der Wiederkäuer zu tun. So seltsam das klingt, so klar liegt es auf der Hand. Das Besondere des Rindes ist es, mit seinem Pansen und den vier Mägen für andere Lebewesen wertloses Futter zu fressen, problemlos zu verdauen und in tierische Substanz zu veredeln. Je karger das Futter, umso mächtiger die Hörner, z.B. die der schottischen Hochlandrinder, der ungarischen Graurinder aus der Puszta, der Watussirinder aus Ostafrika oder der N'Dama-Zebus im Tschad.

So kann die Horngröße als ein Spiegelbild der Stoffwechselkräfte angesehen werden. Rohfaserreiches, schwer verdauliches Futter aufzuschließen, bewirkt offensichtlich eine Zunahme der Horngröße. Das hoch spezialisierte Verdauungssystem des Rindes und die Hörner haben einen Zusammenhang, eine Gesetzmäßigkeit, in der eine Wesenseigenschaft verborgen ist. Helmut Langer: „Der Wiederkäuermagen ist das Nonplusultra der Schöpfung. Das Besondere ist die Fähigkeit, ballaststoffreiche Futtermittel mit seinem mikrobiellen Verdauungssystem in hochwertiges Eiweiß umzuwandeln. Der Blättermagen filtert die Lebensstoffe aus und lagert sie in die Milch und das Fleisch."

Und Herr Prof. Dr. Konrad von der Universität für Bodenkultur in Wien bestätigt: „Der Magen der Kuh und das Chlorophyll der Pflanze sind Kronen der Schöpfung. Die Pflanze liefert eine Pioniertat der Natur, indem sie mit Hilfe des Sonnenlichtes Energie erzeugt und speichert. Der Magen der Kuh ist in der Lage, rohfaserreiche Pflanzen zu verwerten und daraus hochwertige Lebensmittel zu erzeugen."

Helmut Langer weist darauf hin, dass „die Milch einer der wertvollsten Naturstoffe überhaupt und seit Jahrtausenden Grundbestandteil der Nahrung des Menschen" ist.

Wir wissen, dass seit dem 4. Jahrtausend die Milch der Rinder von den Menschen genützt wird. Ein Kalksteinrelief aus dem Iran aus dem 3. Jahrtausend v. Chr. zeigt eine Szene, auf der Kühe gemolken werden und die Milch in einer Meierei verarbeitet wird. Verschmitzt meint Helmut Langer:

> „Ich bin ein ‚Vegetarier', nur nehme ich die Pflanzen halt durch die Rinder in veredelter Form zu mir. Die Lebensstoffe, die Vitalstoffe der Kräuter – die Rinder lagern diese Stoffe unseres Pflanzenreichtums ins

Fleisch und in die Milch ein. Ein Bauer mit Bewusstsein für seine Tätigkeit erzeugt keine Lebensmittel-Attrappen. Aber das ist das Problem der heutigen Zeit, wir, die wir hochwertige Lebensmittel erzeugen, müssen mit Lebensmittel-Attrappen konkurrieren. Es ist höchst Zeit, dass auch die Konsumenten ein Bewusstsein dafür entwickeln, was ein Lebensmittel und was eine Lebensmittel-Attrappe ist.

Es gibt Gegenden, da fährt man Kilometer um Kilometer durch Maisfelder. Maisfelder, so weit das Auge reicht. Mit diesem Mais mästen sie dann ihre Rinder. Da wird Masse erzeugt, und diese Masse erzeugt dann bei denen, die das essen, wiederum Masse. Gut Ding braucht Weile – Zeit, Zuwendung, Geduld. Schnell wachsendes Holz ist minderwertig, und bei Lebensmitteln soll das anders sein?

Nimm einmal ein Büschel Gras von unseren Bergen in die Hand, schau dir die Vielfalt an, und dann nimm Heu von uns in die Hand, schau's dir an, riech dran – den ganzen Sommer findest du darin, das Blühen, die Kräuter, die Gräser, das ist die Nahrung unserer Tiere. Dann schau dir Silage[1] an. Da hat nichts geblüht, keine Pflanze einen Samen entwickelt. Silage ist nichts anderes als Sauerkraut. Die Viecher fressen tagein, tagaus Sauerkraut, wobei ihr bestausgestattetes Verdauungssystem auf ganz anderes ausgerichtet ist. Was sollen sie da schon wiederkäuen? Silage ist ja schon vorverdaut. Die verkürzte Wiederkauzeit veranlasst die Kuh, schnell Milch zu geben und schnell Mist zu machen – dünnen Mist.

Der Verdauungsapparat ist nicht ausgelastet. Statt wiederzukäuen, frisst sie in sich hinein. Der ganze Rhythmus des Fressens und Wiederkäuens, der eine gesunde Milchbildung zur Folge hat, wird durcheinander gebracht. Von so einer Kuh, denkt ihr, kommt eine gut verdaubare Milch. Da habe ich meine Zweifel. Eine stillende Mutter, die jeden Tag Sauerkraut isst, hat ‚Blähkinder'. Und die Milch von Kühen, die mit diesem ‚Blähfutter' jahrein, jahraus versorgt werden, ist das nicht auch eine ‚Blähmilch'? Für sechs oder neun Monate gelagerten Hartkäse wird keine ‚Silagemilch' verwendet, nur Milch von Kühen, die mit Heu gefüttert werden.

1 durch Gärung konserviertes Grünfutter

Und der Mist, der bei dieser ruhelosen Verdauung entsteht, ist meist flüssig – Gülle. Der Boden, der diesen Mist verarbeiten muss, ist auch unterfordert. Die Gülle zerstört das Bodenleben, die Pflanzenvielfalt, die Gülle ist ein Humusräuber. Die wasserhaltenden Kräfte des Bodens nehmen ab, und bei Unwetter hält der Boden das Wasser nicht mehr gut genug. Bei euch kommt es zu Hochwasser, und bei uns rutschen dann ganze Hänge ab.

Die Gülle führt zur Überdüngung, denn die Pflanzen sind nur bedingt fähig, den freien Stickstoff umzuwandeln. Im Grundwasser sind dann die hohen Nitratwerte. Die Folgen, wenn die Gesetzmäßigkeit der Natur aus den Fugen gerät, haben dann alle zu tragen."

In Indien ist die Glücksgöttin Lakshmi die Göttin des Rinderdungs. Der Rinderdung verlebendigt die Erde und macht sie nachhaltig fruchtbar. Rudolf Steiner (1924): „... die besondere Qualität des Rinderdüngers, in dem Lebendiges und Seelisches des Rindes enthalten ist, was wiederum belebend und auch astralisierend auf den Erdboden wirkt." Diese Art von Bodenkultur hat wieder ihre Wirkung auf die Pflanzen und auf unsere Lebensmittel.

„Aber in dem Moment, in dem die Landwirtschaft kapitalisiert wird, ist all dieses Wissen bedeutungslos geworden, wobei der volkswirtschaftliche Charakter der Landwirtschaft als Ganzes gesehen nicht hoch genug angesetzt werden kann. Nicht der schnelle Ertrag kann das Ziel sein, sondern der Gesamtnutzen. Nur von einer gesunden Landwirtschaft und von gesunden Tieren kommen gesunde Lebensmittel", so Helmut Langer, ein Bauer, der seine Landwirtschaft mit Kopf und Herz betreibt, ein stolzer Bauer, unabhängig und dem Leben zugewandt.

Dies ist nur ein Aspekt der Fülle und des Glücks, ein Bauer zu sein, der eine unüberbietbare Qualität von Lebensmitteln für uns produziert. Auch darum lohnt es sich für uns alle, diese Art der Landwirtschaft hochzuhalten.

Vor wenigen Jahrzehnten war der Jahresdurchschnitt einer Kuh 2.000 kg Milch. Die heutigen Hochleistungskühe produzieren an die 12.000 kg.

Ein Tier, das sich ganz in die Hände des Menschen begeben hat, das auf seine Fürsorge, Pflege und Zuwendung angewiesen ist, haben wir zu einem „wirtschaftlichen Baustein“ pervertiert, wie das der Wörgötter-Hubert ausdrückte.

Wenn wir die Landwirtschaft und die Art, wie unsere Ressourcen, unsere Lebensgrundlagen und die Art, wie unsere Lebensmittel erzeugt werden, den marktwirtschaftlichen Kräften überlassen, werden nicht nur unsere Umwelt, unsere Landwirtschaft, sondern wir alle kollabieren! Landwirtschaft betreiben ist ein holistisches, ganzheitliches Konzept. Wenn dies bricht, führt es zwangsläufig zur Katastrophe! Zu einer Katastrophe, von der wir alle betroffen sein werden – vor allem unsere Gesundheit.

Und wir, wie gehen wir mit dem uns Anvertrauten um? Wir schneiden den Rindern die Hörner vom Kopf, auf dass sie für uns vermeintlich handhabbarer werden. Wir manipulieren sie beim Fressen, wir unterwerfen sie unserem Leistungswahn und beuten sie gnadenlos aus. Doch wir alle, nicht nur die unmittelbar Betroffenen, wir, die wir diese abgewirtschaftete Milch trinken, dieses ausgebeutete Fleisch essen und wir mit unserer abgewirtschafteten Umwelt, wir alle sind die Verlierer, wir mit unseren verklebten Augen und verstopften Ohren.

Die Spuren unserer Todsünden

„Wer auf einen Punkt zugeht, entfernt sich eben dadurch von einem anderen Punkt. Jeder aber, der sündigt, geht auf ein wandelbares Gut zu. Also entfernt er sich von einem unwandelbaren Gut. Also begeht er eine Todsünde."

Thomas von Aquin
Summa Theologica, Band 12, QUAESTIO LXXXVIII

Unaufhaltsam fortschreitend verliert der Patient seine geistigen Fähigkeiten. Zunehmend sind seine Bewegungen gestört bis hin zur Lähmung. Im Endstadium der Erkrankung hat der Patient keinerlei Möglichkeiten mehr, mit seiner Umwelt Kontakt aufzunehmen. Der Krankheitsverlauf dauert im Durchschnitt 14 Monate und beginnt meist mit psychiatrischen Störungen, z.B. mit einer noch relativ harmlosen Depression. Die Inkubationszeit dieser grausamen Krankheit dürfte von unterschiedlichen Faktoren beeinflusst sein, die längst nicht alle bekannt sind. Die Spannbreite der Inkubationszeit liegt von wenigen Jahren bis zu 40 Jahren.

Einerseits sind Kinder betroffen, andererseits könnte es auch sein, dass vieles, was heute als Alzheimer- oder Demenz-Patient dargestellt wird, nichts anderes als die oben beschriebene Krankheit ist.

„Wir haben in den vergangenen Wochen möglicherweise eine neue Variante der Creutzfeld-Jakob-Krankheit entdeckt." Mit diesen Worten beginnt der Brief, den R.G. Will von der englischen National Creutzfeld-Jakob-Disease Surveillance Unit in Edinburgh am 21. März 1996 an alle Neurologen im Land sandte. Es stellte sich heraus, dass der Erreger dieser neuen Variante der Creutzfeld-Jakob-Krankheit idente biologische Eigenschaften aufwies wie der BSE-Erreger.

Das „infektiöse Agens“ hatte den Sprung vom Rind zum Menschen geschafft!

„Und dorthin komm’ ich, wo kein Leuchten ist.“

Dante, *Inferno*

Die BSE-Krise ist eines der dunkelsten Kapitel der europäischen Landwirtschaftspolitik. Wie eine schwarze Spur ziehen sich Leugnung, Verdrängung, Erpressung, Täuschung und Hintergehung durch die BSE-Krise. Als die Tatsachen längst inhaltsschwer und beweiskräftig auf dem Tisch lagen, haben Experten versucht, die Öffentlichkeit – uns Konsumenten – an der Nase herumzuführen und uns etwas vorzumachen, das längst nicht mehr haltbar war.

„Man muss die BSE-Krise so klein wie möglich halten, indem man Desinformationen betreibt“, lautet die Aktennotiz des zuständigen Veterinärausschusses der Europäischen Union 1990. Und dies, obwohl die Gefährlichkeit von BSE 1987 erkannt und dargestellt wurde. Auch der Agrarrat der Europäischen Union schwieg zwischen 1990–1994 zu diesem Thema.

Die BSE-Krise war die Bankrott-Erklärung eines großen Teiles der damit befassten Wissenschaft und des Expertentums. Ganze Bücher lassen sich füllen mit den Fakten des Versagens und oft des vorsätzlichen Versagens der Verantwortungsträger. Ein Klüngel von Interessensvertretern und Experten hatte sich zusammengerottet, um zu vertuschen, zu manipulieren und zu verhindern, dass die Wahrheit zutage kommt, und stürzte in seiner Arroganz seine Klientel umso tiefer in die Krise.

Die BSE-Krise drückt nicht einen Störfall in der Landwirtschaft aus, sie steht vielmehr für eine völlige Fehlentwicklung der Agrarpolitik. Die Gier als „wandelbares Gut“ – um es mit dem Heiligen Thomas auszudrücken – und die totale Verantwortungslosigkeit waren in diesem Skandal die treibenden Kräfte.

Die Gier und die Abwesenheit auch nur des geringsten Verantwortungsgefühls sind die bestimmenden Faktoren, wenn es um Tierhaltung, Tierfütterung, kurz um die gnadenlose Ausbeutung der Tiere in einem Teil der Landwirtschaft geht.

Es ist ein Vabanquespiel, bei dem die Gesundheit der Tiere und Menschen und die Umwelt rücksichtslos eingesetzt werden. Das Abschlachten von Millionen von Tieren, infiziert oder nicht, war ein irrationales Tun, ein magisches Ritual der Reinigung durch das Feuer, ein Ritual der Besänftigung der aufgeregten Konsumenten. Die brennenden Scheiterhaufen aus tausenden und abertausenden Rindern waren ein Fanal einer verluderten Gesinnung.

In den alten Zeiten haben die Bauern auf ihren Feldern Notfeuer als Heilmittel gegen die Maul- und Klauenseuche entfacht. Das Feuer wurde entzündet, um die Hexerei zu bannen, um Mensch und Tier vor bösartigen Wesen zu schützen. In der Menschheitsgeschichte ist Feuer viele Jahrtausende als läuternde Kraft, als läuterndes Element verwendet worden, das Mensch und Tier reinigt, und zwar dadurch, dass es schädliche immaterielle, geistige Elemente, die alle Lebewesen mit Krankheit und Tod bedrohen, verbrennt.

So sind wir im 21. Jahrhundert mit unserem zielgerichteten lösungsorientierten Tun zurück zu unseren irrationalen Wurzeln gekommen. Das Feuer als Emanation der Sonne. Sie bannt das Böse und schafft neues Gutes.

Unter dem Eindruck der brennenden Kühe brachen die Märkte ein. Die BSE-Krise hat gezeigt, dass dem rücksichtslosen, isolierten wirtschaftlichen Denken und Handeln, das auf maximale Bilanzerfolge ausgerichtet ist, ein nicht zu unterschätzendes Quantum Wahnsinn und Destruktivität innewohnt.

Das oberste Prinzip bei Lebensmitteln und der Produktion von Lebensmitteln muss der vorbeugende Verbraucherschutz sein. Dieser wurde mit Füßen getreten, und die ganze Missachtung der Konsumenten und des Konsumentenwohls ist in diesem zynischen Umgang mit der Krise manifestiert worden.

Das Resümee dieser Krise kann nur sein: Misstraut den Experten!

Laut einer Studie, die in der *Financial Times* zitiert wurde, betrugen die Kosten der BSE-Katastrophe 92 Milliarden Euro. Kosten, die zum großen Teil auf die Allgemeinheit, auf unbescholtene Steuerzahler, übertragen wurden.

Die Denkungsart, nur den isolierten Vorteil zu sehen, hat ihre Fortsetzung in der Tierhaltung und Tierfütterung in einem Teil der Landwirtschaft. Die volkswirtschaftlichen Folgekosten einer verfehlten Landwirtschaft, wie Umwelt- und Gesundheitsschäden, sind nie Teil des Produktionspreises. Sie sind immer von den Steuerzahlern zu tragen.

In der Landwirtschaftspolitik gilt das Motto „Wachsen oder weichen!“ Das führt nicht nur dazu, dass die Kleinen aufgeben und die Großen größer werden. Die Bestandsdichte, d.h. die Zahl der Tiere je m^2 bei den Tierhaltern, wird erhöht, die Stallsysteme werden rationalisiert, die Fütterung wird automatisiert. Das alles führt nahtlos zur Verdinglichung der Tiere. Sie werden zum reinen Produktionsgegenstand.

Als ich mich mit einem Teil der Massentierhaltung auseinander setzte, begriff ich schnell, dass es in dieser Art der Tierhaltung fast nur Verlierer gibt. Wissenschaftliche Studien belegen, dass bei den dargestellten Tierhaltungssystemen die Rentabilität nicht erbracht wird. Bauern können sich in dieser Wirtschaftsweise „bei Gott“ nicht bereichern. Sie geraten vielmehr in eine breit gefächerte Abhängigkeit. Diese Systeme erbringen ein hohes Maß, vom ethischen Standpunkt besehen, ein nicht tolerierbares Ausmaß an Tierleid.

Ich bin der felsenfesten Überzeugung, dass wir nur von einer gesunden Landwirtschaft und gesunden Tieren, die ihrer Art entsprechend gehalten, gefüttert werden, gesunde Lebensmittel bekommen können. So gesehen ist der Konsument letztlich der doppelte Verlierer. Er bekommt nicht die Lebensmittel-Qualität, die er brauchte und muss letztlich die Havarien dieses verfehlten Systems mit seinem Steuergeld begleichen.

Als ich mich von Faktum zu Faktum vorarbeitete, tauchte eine Erinnerung in mir auf. Vor Jahrzehnten las ich ein Buch aus dem 16. Jahrhundert. Der Verfasser ist Etienne de la Boétie, der Titel *Discours de la servitude volontaire* oder *Von der freiwilligen Knechtschaft*. In diesem Zustand befinden sich nach meinem Dafürhalten die meisten Akteure der heutigen Massentierhaltung.

> „Alles, wozu man den Menschen gewöhnt, wird ihm zur zweiten Natur.
> Die Ursache der freiwilligen Knechtschaft ist also die Gewohnheit.“
>
> Etienne de la Boétie

Rinder

Die Rinder werden enthornt, um die Haltungsdichte zu erhöhen. Dies ist ein schmerzhafter Eingriff und zugleich ein Eingriff in die physische Integrität des Tieres (siehe dazu das Kapitel „Vom Paradies der Berge und dem Tumult des modernen Wirtschaftens“).

Die Rinder werden fast ausnahmslos künstlich besamt, der Natursprung ist zum Exoticum geworden. Seit der Einführung der künstlichen Besamung und der verstärkten Zucht von Hochleistungsrassen häufen sich Fruchtbarkeitsstörungen bei den Rindern, die durch ungünstige Haltungsbedingungen, Krankheit und Stress verstärkt werden. Schwergeburten, vor allem bei Fleischrassen, nehmen zu.

Herr Ing. Helmut Langer fragte mich bei meinem letzten Besuch: „Könnte die künstliche Besamung nicht auch die BSE-Krise mitverursacht haben? Mit einem Stier werden bis zu 200.000 Kühe künstlich besamt. Das führt doch zu einer gewaltigen Inzucht. Was die Inzucht in manchem Königshaus verursacht hat, können wir in den Geschichtsbüchern nachlesen.“

„Die Inkubationszeit dürfte von unterschiedlichen Faktoren, die wir längst nicht alle kennen, beeinflusst sein“ – so die Aussage eines Wissenschafters.

Rinder sind reine Pflanzenfresser. Ihre Mägen bauen die im Gras enthaltenen Stoffe ab, indem sie ihm alle Proteine, Vitamine, Mineralien, Kalorien und Lebensstoffe entziehen. Sogar aus der für uns wertlosen Zellulose gewinnen sie mit ihrer Darmflora noch Energie. Der Darm ist für die Nährstoffaufnahme von besonderer Bedeutung, weil hier sehr viele Prozesse ablaufen, die es dem Tier ermöglichen, die Nährstoffe aus dem Futter aufzunehmen. Die Mitglieder der Darmflora sind an verschiedenen Stoffwechselleistungen, wie beispielsweise der Bildung verschiedener Vitamine und kurzkettigen Fettsäuren, beteiligt. Außerdem schützen sie vor Krankheitserregern. Die Zusammensetzung der Darmflora ist nicht immer gleich. Jede Tierart hat ihre eigene Darmbesatzung. Sie wird zudem beeinflusst durch Alter, Ernährung, Medikamente, Stress, Klima und mehr.

Aber um die geforderte hohe Milch- oder Fleischleistung erbringen zu können, meinen manche „Hochleistungsbauern“, dass das dem Rind durch

Jahrtausende angestammte Futter nicht mehr genügt. Die Tiere bekommen proteinhaltige Konzentrate, wie z.B. aus Maiskleber, Rübenmark, Sojabohnen oder Melasse. Nur so kann die Mastdauer verkürzt und die Milchleistung gesteigert werden, meinen sie.

Doch die Rinder tun sich schwer mit der Verdauung von zu viel Proteinen. Die Folgen sind Schwächung des Immunsystems und unterschiedliche Erkrankungen, wie Entzündungen im Pansen, bei den Klauen oder im Euter. Das heißt, es müssen Medikamente eingesetzt werden. Dies ist ein Kapitel, über das ich lieber den Mantel des Schweigens legte.

Ein Tier ist nichts anderes als Kapital. Ein Tier, das die Schlachtreife mit 20 Monaten erreicht, bringt mehr Kapital ein als ein Tier, das erst mit 30 Monaten schlachtreif ist. Eine Kuh, die 12.000 kg Milch liefert, bringt mehr Kapital als eine, die im selben Zeitraum nur 5.000 kg erbringt.

Die Gier der europäischen Landwirtschaft nach proteinhaltigen Futtermitteln hat desaströse Auswirkungen auf die Dritte Welt. In Südamerika werden systematisch Regenwälder niedergebrannt, um Soja für unsere fehlgefütterten Tiere anzubauen.

> „Unser Boden ist für Soja nicht geeignet, wir müssen alle Nährstoffe herbringen und künstlich zuführen. Die europäischen Tiere fressen den Regenwald von Amazonien. Das ist ein Beispiel, wie die moderne Landwirtschaft weltweit arbeitet."
>
> Vincent Jose Puhl (Biologe, Brasilien) im Film *We feed the world*

Lasst die Rinder wieder auf die Weide!

Weidehaltung ist wirtschaftlich, sie ist die Trumpfkarte in der Tiergesundheit, sie ist artgerecht und sie erbringt gesunde Lebensmittel von gesunden Tieren.

Studien in New Zealand haben ergeben, dass Rinder in der Weidehaltung hohe Omega 3-Fettsäure-Werte haben und hohe Werte von konjugierten Linolsäuren (CLA), die vorbeugende Wirkung gegen Krebs und Arteriosklerose haben könnten.

„Wer kühn ist, scheut keine Mühe. Wer feig und träge ist, vermag weder Übel zu ertragen noch das Gute zu erlangen; er bleibt beim Wünschen stecken, seine Feigheit nimmt ihm die Kraft, es zu erstreben, doch die Gier des Habenwollens belässt ihm die Natur."

Etienne de la Boétie

Sowohl die Milchqualität als auch die Fleischqualität werden selbstverständlich stark von der Fütterung beeinflusst. Tiergerechte Haltung und Weidehaltung senken die Kosten für die Bauern, heben die Tiergesundheit und erbringen eine unvergleichliche Qualität für uns Konsumenten. Eine Schweizer Studie belegt dies eindrücklich. Als ich die Studie zu Ende las, fragte ich mich ratlos: Warum kam es dann zu diesen Tierfabriken? Cui bono?

Somit sehe ich auch hier die Bauern wieder als Opfer einer verfehlten, für mich undurchsichtigen Beratungspolitik und als Opfer einer Interessenspolitik.

Milchkühe

Eine Milchkuh, die nicht schnell genug trächtig wird, kalbt und damit wieder in der Lage ist, für weitere zehn Monate Milch zu geben, stellt einen bloßen Kostenfaktor dar, den es so schnell wie möglich zu eliminieren gilt.

Die einseitige Zucht auf hohe jährliche Milchmengenleistung hat schwere Kuhrassen, die für die Weidehaltung nicht geeignet sind, da sie den Boden zu sehr verdichten, mit enorm vergrößertem Euter hervorgebracht. Die Folge sind akute und chronische Euterentzündungen.

In vielen Stallungen mit Anbindehaltung wird das Rind mittels Elektroschock diszipliniert. Diese Technik wird euphemistisch „Kuhtrainer" genannt und dient dazu, das Rind anzuhalten, an die richtige Stelle zu koten. Ein etwa 3–4 cm über dem Kuhrücken justierter Strom führender Metallbügel versetzt der Kuh, wenn sie koten und dazu den Rücken krümmen muss, einen elektrischen Schlag. Um diesem zu entgehen, muss sie einen Schritt rückwärts treten und setzt damit Urin und Kot wunschgemäß in den Kotgang ab.

Fleischrinder

Zuchtziel ist eine extrem starke Bemuskelung, um die Fleischausbeute je Rind zu steigern.

Mastrinder werden oft auf Vollspaltenböden gehalten. Der Boden besteht abwechselnd aus Balken, Auftrittfläche für die Tiere, und schmalen Spalten, Durchlass für Kot und Harn. Beim Vollspaltenboden ist der gesamte Fress-, Liege- und Bewegungsbereich mit Spaltenboden ausgestaltet. Für die Tiere bedeutet dies, dass sie ihr Leben auf Betonspaltrosten zu verbringen haben – natürlich ohne Stroh, das findet nur noch in der Weihnachtskrippe Verwendung. Denn Stroh ließe das Rationalisierungssystem kippen. Es würde das Güllesystem verstopfen und den Bauern beim Einstreuen und Entmisten eine Menge Zeit kosten. So leben Tiere, deren Fleisch wir essen, ständig über dem Gestank der eigenen Exkremente. Diese Haltungsform führt bei Rindern zu Gesundheitsschäden, z. B. Klauen- und Gliedmaßenerkrankungen, Schwanzspitzen- und Euterentzündungen.

Hohe Besatzdichte und nicht artgerechte Umgebung, z. B. schlechtes Stallklima, Dunkelheit und Reizarmut, führen zu Stress und mindern drastisch die Tiergesundheit.

Haben Sie sich schon einmal überlegt, wie es zu weißem Kalbfleisch kommt? Ganz einfach, die Gabe von Stroh und Heu, die zur Pansenausbildung nötig wird, könnte das Fleisch röten. Ebenso frisches Gras. Daher erhält das Kalb kein Raufutter, womit die natürliche Entwicklung zum Wiederkäuer unterbunden wird.

> „Lernen wir doch einmal, lernen wir recht zu handeln!“
>
> Etienne de la Boétie

Für Kälber ist die Milch von der Mutterkuh zu teuer, deshalb werden sie mit dem so genannten „Milchaustauscher“ gefüttert. So werden 400–500 kg Milch eingespart. Der Milchaustauscher bestand bis 2001 aus Trockenmagermilch, Vitaminen und tierischen Fetten wie Schweineschmalz oder Rindertalg. Beim Rindertalg lauerte eine BSE-Gefahr. Die Erreger, Prionen, sind zu einem gewissen Teil fettlöslich. So können Erreger in das

Fett gelangen. Stephen Dealler, ein kritischer BSE-Forscher, meint, es sei nicht hundertprozentig auszuschließen, dass der Rindertalg frei von Erregern sei. Bei einer vergleichenden Studie hat sich herausgestellt, dass der Mäusetest 1000-mal weniger empfindlich ist als ein Verfütterungstest mit Rindern. Deshalb kann laut Dealler nicht ausgeschlossen werden, dass Rindertalg geringe Mengen von BSE-Erregern aufweist – zu wenig, um Mäuse zu infizieren, aber vielleicht genug, um Kälber anzustecken.

Der Rindertalg ist jetzt im Milchaustauscher verboten. Der Milchaustauscher bleibt. Erstaunlich, auf welche Ideen das Kostenmanagement die Menschen kommen lässt.

Schweine

Bei der „Ferkelproduktion“ wird die Muttersau während des Geburtsvorganges und während der Säugeperiode wie eine Reproduktionsmaschine fixiert, das heißt, in einem Kastenstand in völliger Bewegungseinschränkung gehalten. Selbstverständlich ist jeder Sozialkontakt, jedes Mutter-Kind-Verhalten unmöglich gemacht. Dies führt bei Mutter und Ferkel zu Verhaltensstörungen. Ihrem artspezifischen Verhalten entsprechend bauten sie ein Nest und hätten intensiven Umgang miteinander.

Die Sorge ist, dass die sich bewegende Muttersau ihre Ferkel erdrückt. Auch dies ist ein Irrweg. Studien belegen zur Genüge, dass Muttersauen, die während des Abferkelns und Säugens in Buchten mit genügend Platz und Streu gehalten wurden, ebenso viele Ferkel durchbrachten wie die im kostenintensiven Kastenstand.

> „Kein Tier gibt es auf Erden und keinen Vogel, der mit seinen Schwingen fliegt, die nicht Geschöpfe wie ihr sind“
>
> Koran, Sure 6,38

Kaum auf der Welt werden den Ferkeln in den ersten 2 bis 3 Lebenstagen oft die Schwänze kupiert, die Eckzähne abgezwickt und junge Eber kastriert. Dieser schmerzhafte Vorgang wird aus Kostengründen meist ohne Narkose vorgenommen, meinen Tierschützer. Die Ferkel werden in großen Gruppen ohne Stroh gehalten. Viel zu früh, nach nur drei bis vier Wochen, wird die Säugezeit beendet. Welche Schmerzen man den Tieren damit zufügt, wie massiv in die natürliche Mutter-Kind-Beziehung eingegriffen wird – das alles ist kein Thema.

Da fettes Fleisch zunehmend abgelehnt wird, werden Mastschweine auf hohe Zuwachsleistungen und hohen Magerfleischanteil gezüchtet. Stressresistente Schweine, wie z. B. Duroc, Schwäbisch-Hällisches Schwein, sind unerwünscht, überzüchtete Rassen, wie Pietrain, werden bevorzugt.

Der geforderte hohe Muskelzuwachs bringt es mit sich, dass Mastschweine mit nur fünfeinhalb Monaten bereits ein Schlachtendgewicht von 100 bis 120 kg aufweisen. Größe und Gewicht machen uns glauben, dass es sich um ein „erwachsenes" Schwein handelt – eine Illusion. Herr Prof. Dr. Helmut Bartussek im Kritischen Agrarbericht 2002 merkt dazu an: „Erst nach drei bis vier Jahren wäre das Skelett eines Hausschweins voll entwickelt, geschlachtet wird das Tier jedoch in der Regel nach einem halben Jahr. Obwohl es noch Milchzähne hat, trägt es bereits mit hundert Kilogramm Mastendgewicht den Körper eines erwachsenen Schweines."

Dass Organismus und Skelett einer solchen Wachstumsbelastung nicht standhalten, ist nicht weiter verwunderlich. Die Konsequenz ist, dass viele Mastschweine Herzschwäche und Gelenksfehlentwicklungen mit dauerhaftem Schmerz aufweisen. Stress aufgrund ungewohnter Situationen, wie z. B. Transportverladung oder Transport zum Schlachthof, können den vorzeitigen Tod verursachen.

Schweine haben, was die wenigsten Menschen wissen, einen ausgeprägten Sauberkeitssinn. Sie trennen Schlaf-, Fress- und Kotplatz fein säuberlich. In den struktur- und vor allem strohlosen Stallsystemen haben sie keine Möglichkeiten dazu.

Viele Schweine werden auf Vollspaltenböden, also ohne Stroh, direkt über ihren Fäkalien, mit zu hoher Besatzdichte – zu viele Schweine im Stall, um die Produktivität pro m² zu steigern – gehalten. Das führt zu Stressreaktionen. Die Fäkalien entwickeln einen intensiven beißenden Ammoniakgeruch, der die Augen der Schweine permanent tränen lässt, was bis zur Erblindung führen kann. Lungenentzündungen und Atemwegserkrankungen sind häufig.

Da die Tiere ohne Stroh gehalten werden, können sie weder ihr Spielverhalten ausleben noch ihr Kaubedürfnis befriedigen. Das wiederum führt zu Verhaltensstörungen wie Schwanz- und Ohrenbeißen und kannibalistischem Verhalten.

Wenn die Haltungswirklichkeit bei Säugetieren wie bei den Eiern auch gekennzeichnet wäre, wie wäre Ihr Kaufverhalten?

> „Der Keim des Guten, den die Natur in uns legt, ist so winzig, dass er nicht den geringsten Stoß einer falschen Behandlung verträgt, und er erhält sich nicht so einfach, wie er verdirbt, eingeht und zunichte wird."
>
> Etienne de la Boétie

Bauer zu sein, ist ein am Existenzminimum dahinkämpfendes Sein. Wenn der einzelne Bauer und seine ihn unterstützende Familie nur den niedrigsten Lohn einsetzten, bräche das ganze System zusammen.

Ich traf genügend Bauern, die sofort bereit wären, neue Wege zu gehen, aber dazu brauchte es auch einen Gesinnungsumschwung bei uns, den Verbrauchern! Eine der wesentlichsten Voraussetzungen für eine Änderung in der Landwirtschaft ist ein radikaler Bruch der Verbraucherhaltung der Konsumenten.

Unsere Landwirtschaft ist in eine Sackgasse geraten, die Schuld liegt nicht nur bei den Bauern, auch wir haben unseren Teil dazu beigetragen.

Vor Jahren habe ich in Zusammenarbeit mit Herrn Prof. Dr. Konrad von der Universität für Bodenkultur in Wien als wissenschaftlichem Begleiter und Ratgeber und den „Vier Pfoten" eine Initiative gestartet: Freilandschweinehaltung. Die Tiere waren 365 Tage im Jahr mit Unterstand und viel Stroh im Freien. Diese Initiative war nicht nur ein wissenschaftlicher Erfolg und ein Zeichen für gelebten Tierschutz, es war auch ein eminent emotionaler Erfolg. Experten der Schweinehaltung haben gewarnt, Auflagen sind erteilt worden nach der Meinung: Wildschweine sind im Freien, aber nicht Hausschweine.

Bauern, Tierärzte aus der Gegend, in der wir mit der Initiative begannen, standen stundenlang am Zaun und betrachteten mit ungläubigen Augen die Schweine. Nicht nur, dass Schweine besonders intelligent sind, sie sind voller Lebensfreude und Lebenslust, tollen herum, spielen miteinander, suhlen stundenlang. Ein suhlendes Schwein lässt dich so richtig spüren, wie wohl es sich fühlt. Den Tieren zuzuschauen, war ein Erlebnis fürs Herz. Schweine sind auch außerordentlich sozial begabte Tiere. Dies zu beobachten, hat die Besucher irritiert. Als der zuständige Verwalter in einer kalten Nacht vergessen hat, den Schweinen neues Stroh in den Unterstand auszubringen, ist er in der Früh schuldbewusst und mit großer Sorge zu den Schweinen gefahren – in der Erwartung, dass ein Unglück passiert ist. Die Schweine haben sich selbst zu helfen gewusst: Von einem Strohballen, der hundert Meter vom Unterstand weg lag, haben sie sich die Einstreu selbst geholt und sich eine wohlige Unterlage, ein Nest, gestaltet.

Selbstverständlich gab es bei diesen Schweinen keine Verhaltensstörungen, keine gesundheitlichen Probleme, keine Fruchtbarkeitseinbrüche. Nur Entwurmen musste man sie öfters.

Diese Initiative starteten wir auf dem Gutsbetrieb eines Klosters, der Abt besuchte die Schweine beinahe täglich. Schweine stellen schnell Kontakt zu vertrauten Menschen her. Als dann der LKW kam, um die Schweine abzuholen und er ihnen zufällig auf dem stehenden LKW begegnete, sagte er zu mir: „Sie haben mich angesehen, ihre Augen auf mich gerichtet. Mir ist das Herz gebrochen, und ich habe mich vor ihnen geschämt. Es kam mir wie ein Vertrauensbruch vor." Soweit der Abt.

Eine Schweizer Vergleichsstudie beschreibt eine andere Art der Haltung, die Weideganghaltung, folgendermaßen. Die Schweine mit Weidehaltung waren zutraulicher, für das Betreuungspersonal einfacher im Umgang. Sie waren fleischiger und fettärmer als Tiere aus Stallhaltung, und das Fleisch war signifikant zarter.

Ja, wie gesagt, Alternativen zur Massenhaltung auf Vollspaltenböden gäbe es genug. Wagen wir den Tieren und uns zuliebe den Aufbruch.

Geflügel

Längst vergangen die Zeit, in der Hühner ihre Eier legten und, ins Alter gekommen, im Suppentopf landeten. Heute teilen sich international einige wenige große Geflügelzuchtbetriebe den Markt auf und beliefern ihre Kunden – Legehühneranstalten oder Mastbetriebe – mit Hybridrassen. Die Reproduzierfähigkeit dieser Tiere ist sehr eingeschränkt. Die Hühner werden entweder auf Legeleistung oder Fleischansatz ausgerichtet.

> „Sah neue Qual ich, neue Qualgebannte
> Rings um mich, dort und dort, nach welchen Wegen
> Den Blick ich schweifen ließ, den Fuß ich wandte."
>
> Dante, *Inferno*

Die Geflügelhaltung ist mit der Schweinehaltung vergleichbar. Sie unterliegt einem hohen Konzentrationsprozess, aus dem unendliches Tierleid resultiert.

Legehennen

Die Eier werden in einem Brutapparat bei optimaler Temperatur und Luftfeuchtigkeit bebrütet. Sobald die Küken geschlüpft sind, erfolgt die erste Selektion durch Geschlechtsbestimmung. Erwünscht sind weibliche Küken, denn nur sie werden einmal Eier legen. Hähne aus Legelinien sind auch nicht als Fleischhuhn verwendbar, denn Masthühner sind eigens auf Bemuskelung gezüchtete Rassen. Das bedeutet das Todesurteil für alle männlichen Küken. Sei es, dass sie den Gastod sterben oder in einem Häcksler (Homogenisator) landen. Jährlich werden in Europa etwa 280 Millionen männliche Küken nach dem Schlüpfen umgebracht.

Durch die Züchtung eines Zweinutzungshuhns, sowohl Eier- als auch Fleischlieferant, könnten männliche und weibliche Küken gleichermaßen Verwendung finden. Das wissenschaftliche Know-how in den Zuchtfirmen wäre vorhanden, doch offenbar rechnet es sich eher, 50 Prozent der Küken zu töten, als einen kleinen Leistungsverlust hinzunehmen.

Nach der Geschlechtertrennung werden den weiblichen Küken die Schnäbel gestutzt, damit sie sich oder ihre Artgenossen später nicht blutig hacken oder Federn ausrupfen können. Die Kükenhaltung erfolgt industriell in eigenen Aufzuchtbetrieben. Im Alter von etwa 5 Monaten beginnen die Hühner mit der Eierproduktion. Legehybriden legen heute etwa 270–300 Eier pro Jahr. Zum Vergleich: Die alten Wirtschaftsrassen, wie z. B. Sulmtaler, kamen auf etwa 180 Stück. Diese enorme Leistungssteigerung bewirkt, dass Eileiterentzündungen an der Tagesordnung sind.

In Österreich werden noch etwa 41 Prozent der Legehennen in Käfigen gehalten. Das bedeutet, dass 4 bis 5 Hühner in einem Käfig auf geneigten Drahtgittern ohne Einstreu eingezwängt sind. Jedem Huhn steht per Gesetz ein Raum von 0,055 m^2 zur Verfügung.

Da die Käfige in Etagen übereinander gebaut werden, können je m^2 Stallfläche zwischen 20 und 25 Hühner gehalten werden. Fütterung und Tränken sind automatisiert. Farbstoffe im Futter verhelfen zu einer schönen Dotterfarbe. Kot und Eier werden automatisch abtransportiert. In meist fensterlosen Ställen bestimmt Kunstlicht die Tageslänge (Studie Vier Pfoten/Boku: Überlegungen zum Ausstieg aus der Käfighaltung).

Durch Enge und Stress verlieren die Tiere ihre Federn, sie leiden unter Knochenverformungen und Beinverletzungen. Verhaltensstörungen und Kannibalismus sind an der Tagesordnung. Nach einem Jahr ist der Organismus erschöpft. Das Tier wird geschlachtet, und die nächste Generation geht in Produktion.

Ein großer Teil der Käfigeier wird für die verarbeitende Lebensmittelindustrie erzeugt. Flüssigei oder Eipulver wird in vielen Rezepturen, wie Backwaren, verwendet. Spätestens hier holt Sie das Käfighuhn wieder ein.

Die Käfighaltung der Hühner ist ein Unding, dem so schnell wie möglich der Garaus gemacht gehört. Durch die Kennzeichnungspflicht hat der Konsument das Gesetz des Handelns in der Hand.

Masthühner

Bei den Masthühnern kam es durch züchterisches Vermögen zu extremer Brust- und Keulenbemuskelung. Diese beeinträchtigt extrem die Bewegungsmöglichkeit. Der Wunsch, dass ein Huhn nur noch aus Brust und Keule bestehen sollte, wird – wenn es so weitergeht – bald gelingen.

„Zeit ist Geld. Wer länger lebt, frisst mehr."

Nirgendwo wird dies so radikal umgesetzt wie in der Tierzucht. Die Mastdauer beträgt bei den Hühnern durchschnittlich 35 Tage. Nach vier Wochen ist ein Masthybride bereits viermal so schwer wie das gleichaltrige Legehuhn. Diese Blitzmast ist nur mit dem Risiko diverser Krankheiten, wie Herz-Kreislauf-Erkrankungen, Schädigungen des Bewegungsapparates, Bauchwasser etc., zu erzielen.

Die Schnäbel werden gestutzt, was zu schmerzhaften Behinderungen fast aller hennentypischen Verhaltensweisen führt.

Puten

Puten, die sich nur mehr mühsam fortbewegen können, waren einst mit ihren 7 kg sehr bewegliche Tiere. Heute erreichen sie bis zu 20 kg Schlachtgewicht. Selbstverständlich handelt es sich auch bei diesen Puten um Hybridrassen.

Das züchterische Augenmerk bei Breitbrustputen liegt auf extremer Brust- und Keulenbemuskelung, hoher Zuwachsrate und niedrigem Futteraufwand. Bei gemästeten Puten kann das Brustfleisch bis zu 30 Prozent oder gar 40 Prozent des Körpergewichtes betragen. Durch das ungleich verteilte Gewicht tendieren die Tiere dazu, nach vorn zu kippen und kommen auf der Brust zu liegen, was schmerzhafte Brustblasen hervorruft. Die Tiere sind bewegungseingeschränkt, nicht mehr in der Lage, ihr Gefieder zu pflegen oder sich natürlich fortzupflanzen. Schmerzhafte Knochendeformationen und Haltungsschäden durch das ihrem Körperbau nicht gemäße Gewicht sind weitere Folgen. Selbstverständlich werden auch ihnen die Schnäbel kupiert.

Puten werden in der Regel bei extremer Besatzdichte, d. h. 40–45 kg je m^2, gehalten. Das bedeutet, zwei ausgewachsene Tiere müssen sich einen Quadratmeter Platz teilen. Bei solchen Haltungsbedingungen verwundert es nicht, dass Mastputen prophylaktisch mit vielen Medikamenten versorgt werden müssen. Leistungsförderer im Futter verhelfen zu Turbowachstum. Selbstverständlich wäre auch diese Art der Geflügelhaltung ohne den systematischen Einsatz von Antibiotika nicht möglich.

Nach Erreichen des Schlachtgewichtes steht den Tieren ein qualvoller Transport zum Schlachthof bevor. In Kisten gepfercht erreichen sie den Schlachthof.

Fische

Die Entwicklung der Massentierhaltung und vor allem die Auswüchse haben ihre Fortsetzung bei den Fischen gefunden. Die kommerzielle Hochseefischerei bedeutet zu oft enormes Tierleid. In großen Netzen werden Fische an Bord gezogen, wo sie – falls sie noch leben und nicht durch die Fangnetze verstümmelt und zerfetzt werden – oft qualvoll ersticken. Mit jeder Tonne Speisefisch werden unerwünschte Meerestiere, wie z.B. Delphine, Haie, Meeresschildkröten und sogar Wasservögel, tot aus den Netzen geholt. Diese werden Beifang genannt. Laut Greenpeace gehen jährlich weltweit 20 Millionen Tonnen (!) Beifang ins Netz. Greenpeace und WWF starteten Kampagnen gegen die rabiate Art der Plünderung der Meere.

Da die Fischbestände im offenen Meer aufgrund der enormen Fangzahlen (weltweit werden an die 80 Millionen Tonnen Fisch pro Jahr gefangen) teils stark bedroht sind, werden immer mehr Fischfarmen, so genannte Aquakulturen, angelegt.

Fischmast

Aquakultur ist die Kultivierung von natürlichen Produkten (hauptsächlich Fisch, aber auch Schalentiere) in den Gewässern – eine Haltungsform, die lange Tradition hat, wenn wir etwa an die Karpfenteiche der mitteleuropäischen Klöster denken. Damals handelte es sich um extensive Tierhaltung in großen Stillwasserteichen.

Die Aquakultur hat jedoch auch ihre abstoßenden Seiten. Seefische werden in Käfigen, die vor den Meeresküsten verankert sind, gehalten. Intensivhaltung von Fischen bedeutet hohe Besatzdichte, daraus folgt verstärkte Krankheitsanfälligkeit. Sie kann dazu führen, dass dem Fischfutter prophylaktisch Antibiotika beigemischt werden müssen. Auch zur Verwendung von Wachstumsförderern, Mastbeschleunigern, Farbstoffen und Mitteln gegen Parasiten ist es teilweise gekommen.

In Fischen aus verschmutzten Gewässern und Aquakulturen finden sich oft Tierarzneien, Dioxine, Tributylzinn (Bestandteil von Schiffsfarben), hohe Werte von Quecksilber und das für unser Nervensystem hochtoxische Methylquecksilber. Die betrieblichen Bedingungen und Standards der Aquakulturbetriebe differieren stark, ein österreichischer Karpfenzuchtbetrieb kann nicht mit einer asiatischen Shrimpsfarm oder einer norwegischen Lachsfarm verglichen werden. Umso mehr sind wir Konsumenten aufgerufen, uns über die Herkunft des Produktes zu erkundigen.

Aus Aquakulturen stammen oder können z.B. stammen: Zander, Regenbogenforelle, Wels, Wolfsbarsch, Goldbrasse, Lachs, Shrimps, Gambas.

Zu meinen, dass Aquakulturen einen Ausweg zur Schonung der Meere darstellen, ist ein Irrtum. Raubfische, wie Lachs oder Forelle, benötigen Fisch-Proteine, im Gegensatz zu Friedfischen, wie Karpfen. Die bei der Hochseefischerei gefangenen Fische werden teilweise zu Fischmehl verarbeitet, welches von ihren Artgenossen in den Aquakulturen dringend benötigt wird. Damit ist bei der Ausbeutung der Meere kein Ende abzusehen. Ein circulus vitiosus ohne Ende.

Transgene Nutztiere

Parallel zur Entwicklung genetisch veränderter Pflanzen, jedoch von der Öffentlichkeit nicht so wahrgenommen, arbeiten Wissenschafter seit den 1980ern an der Entwicklung genetisch veränderter Tiere. An etlichen Tierrassen, wie Schafen, Schweinen oder Rindern, wurden bereits Versuche durchgeführt.

Bei transgenen Nutztieren werden genetische Veränderungen mit unterschiedlichen Zielsetzungen vorgenommen. Die Zielsetzungen sind mannigfaltige. Einerseits geht es um die Wachstumsbeschleunigung, also die Erhöhung der Produktivität durch schnelleres Erreichen des Schlachtgewichtes, andererseits gibt es Bemühungen in Richtung erhöhter Krankheitsresistenz und veränderter Produktqualität.

Die meisten Experimente wurden bislang an Fischen vorgenommen, da bei diesen im Vergleich zu Wirbeltieren weniger Komplikationen auftauchen. In den Laboratorien schwimmen schon genetisch veränderte Fische. Ein Unternehmen hat Gen-Lachs bereits zur Marktreife entwickelt. Die Zulassung wurde jedoch noch nicht erteilt.

Bei transgenen Fischen führt die genetische Veränderung selbstredend zu enormen Wachstumssteigerungen. So sollen transgene Lachse durchschnittlich 11-mal so schwer sein wie normale Lachse. Doch auch hier spielt der Körper nicht mit. Das enorme Wachstum führt zu Tumoren, Deformationen des Kopfes und der Körperteile, abnormem Kiemenwachstum u. v. m.

Prinzipiell ist anzunehmen, dass bei Verzehr solcher Fische ein erhöhtes Allergierisiko entstehen könnte. Es ist auch nicht auszuschließen, dass diese Fische unerwartete Toxine produzieren. Die gesundheitlichen Folgen für den Menschen sind noch nicht abzusehen.

Klar erkennbar sind die ökologischen Risiken. Falls transgene Fische in Aquakulturen an Meeresküsten gezüchtet werden, ist es nur eine Frage der Zeit, wann die ersten Tiere den Käfigen entkommen und das Meeressystem außer Kontrolle gerät.

Lebenserwartung – Lebensdauer unserer Nutztiere

Tierart	Natürliche Lebenserwartung	Tatsächliche Lebensdauer
Legehühner	15–20 Jahre	1–2 Jahre
Masthühner	15–20 Jahre	35 Tage
Mastrinder	20 Jahre	20 Monate
Milchkühe	20 Jahre	3–5 Jahre*
Schweine	15 Jahre	5–6 Monate

* wobei Kühe erst mit 7 Jahren ihre Milchhöchstleistung erbringen würden

Zur Verfügung stehender Raum in der Intensivhaltung

Mastrind mit 500 kg	2,40 m^2
Schwein mit 110 kg	0,70 m^2
Legehenne in Käfig-Haltung	0,055 m^2
Masthuhn	ca. 0,066 m^2
Pute	ca. 0,5 m^2

Der Trend zu „immer schneller" hat folgende Konsequenzen: Dioxin-Hühnchen, Hormon-Kälber, Antibiotika-Lachse, Klärschlamm und Nitrofen im Futtermittel, hohe Antibiotikawerte bei Putenküken, das Hormon Medroxy-Progesteron-Azetat (MPA) in Schweinen usw.

Mit all diesen Meldungen sind wir beim

Futtermittel

Für diese Art der Fleischerzeugung sind neben der Zeit bis zum Erlangen der Schlachtreife und der effektiven Nutzung des Platzes im Stall noch vier Komponenten vonnöten.

1. Arzneimittel, damit möglichst viele Tiere diese Art Haltung überleben,
2. das Abgestumpftsein der Halter,
3. der Wille der Konsumenten, es nicht wissen zu wollen, und
4. das das richtige Ergebnis erst ermöglichende Tierfutter.

Foodwatch in Deutschland nannte einen Report über das Tierfutter „Lug und Trog". Denn die Futtermittel, die in den Futterwerken zusammengemischt werden, sind billiges Tierfutter, das uns Konsumenten teuer zu stehen kommt, wie die zahlreichen Futtermittelskandale der letzten Jahre bewiesen haben. Hochleistungsrassen benötigen Hochleistungsfutter, um den geforderten Ertrag zu erbringen. Neben Futterzusatzstoffen, wie Vitaminen und Mineralstoffen, gelangen auch „Wachstumsförderer" oder synthetische Farbstoffe zum Einsatz. Über importierte Sojabohnen steigt die Gefahr, dass gentechnisch verändertes Material verfüttert wird.

Einige der großen Lebensmittelskandale der letzten Jahre sind ursächlich auf belastete, schlampig aufbereitete oder verseuchte Futtermittel zurückzuführen. Ich erinnere nur an Tiermehlfutter (BSE) oder die Dioxinrückstände in Lebensmitteln, die vom verwendeten dioxinverseuchten Altöl durch die ganze Produktionskette bis in unsere Lebensmittel gelangten. Auch die dioxinähnlichen Polychlorierten Biphenyle (PCB) wurden in Futtermitteln gefunden. Das Unkrautvernichtungsmittel Nitrofen wurde sowohl in Futtergetreide als auch in Eiern und Geflügel nachgewiesen.

Generell gilt, dass sich Dioxin und PCB zu den kaum handzuhabenden Problemen im Tierfutter entwickelten.

Zur Rückstandsproblematik gehört, dass – wenn Vergehen aufgedeckt werden – die damit Gefütterten längst gegessen worden sind. Leider gilt das für die meisten aufgedeckten Missbräuche.

Die Futtermittel und der Missbrauch von Arzneimitteln, die verwendet werden, haben direkte Auswirkungen auf unsere Gesundheit!

Antibiotika

Ohne systematischen Antibiotika-Einsatz wäre die rationalisierte und automatisierte Massentierhaltung nicht möglich.

Antibiotika werden nicht nur bei Erkrankungen vom Tierarzt eingesetzt, sondern von „Hochleistungsbauern" systematisch als Zusatz zum Futter verwendet, als Krankheits-Vorbeugungsmittel und Leistungsförderer. Antibiotische Leistungsförderer sind Antibiotika, die dem Futter in geringen Mengen zugegeben werden. Das Futtermittelgesetz schreibt die Dosierung vor. Bei Schweinen und Geflügel wirken die antibiotischen Leistungsförderer auf den Darm, bei Wiederkäuern vornehmlich auf den Pansen. Dabei sollen sie den Darm oder Pansen keinesfalls keimfrei machen. Dies würde schwere Verdauungsstörungen nach sich ziehen. Sie beeinflussen vielmehr die Zusammensetzung der Darm- oder Pansenflora. Weniger Mikroorganismen in Darm oder Pansen verbrauchen auch weniger Nährstoffe aus dem Futter, welche wiederum dem Tier bzw. der Mastleistung zur Verfügung stehen.

Die WHO hat in den letzten Jahren immer wieder Versuche gestartet, um Antibiotika in der Landwirtschaft zu reduzieren. Denn Antibiotika gelangen nicht nur über tierische Produkte in unsere Nahrungskette. Sie gelangen auch durch das Verteilen der Gülle auf die Felder, wo sie von Nutzpflanzen aufgenommen werden und zu einer weiteren Belastung unserer Nahrungsmittel führen. Selbstverständlich entsteht durch das Ausbringen der Gülle auch eine erhebliche Belastung von Gewässern und Grundwasser.

Studien belegen des Längeren schon, dass die Gülle der Schweine eine beachtliche Menge von Antibiotika enthält. Diese hemmen das Bodenleben, und durch die Nährstoffaufnahme der Pflanzen gelangen sie in Salate und Gemüse und somit wieder zu uns.

Sie sehen, wir sind ein Teil eines vernetzten Systems, aus dem es kein Entkommen gibt, solange wir essen, atmen und leben! Es gibt viele Auswege aus dieser Art der „Massenproduktion“, die nicht nur ethischer und artgerechter, sondern für den Bauern auch wirtschaftlicher sind.

Antibiotika, als Leistungsförderer und als Prävention dem Futter beigegeben, führen zu Resistenzproblemen – auch für den Menschen –, da sie multiresistente Bakterien in unseren Lebensmitteln bewirken. Um die 36 Prozent der weltweiten Produktion von Antibiotika werden für die Landwirtschaft aufgewendet. Manche Quellen sprechen sogar von 50 Prozent. Aber auch ein regelmäßiger Antibiotika-Einsatz bei kranken und krankheitsgefährdeten Tieren infolge von schlechten Haltungsbedingungen kann zu Resistenzen führen.

Nicht zuletzt im Sinne der Gesundheit der Menschen sollte der Einsatz von Antibiotika in der Landwirtschaft nur noch äußerst restriktiv und kontrolliert erfolgen.

Tiertransporte

Die Rationalisierung in der Landwirtschaft macht auch vor den Schlachthöfen nicht Halt. Durch den Wegfall kleiner, regionaler Schlachthöfe (die möglicherweise den EU-Kriterien nicht entsprechen) werden die Transportwege für Lebendtransporte immer länger.

Im Jahr 2000 wurden 312 Millionen Tiere grenzüberschreitend in der Europäischen Union transportiert. Das entspricht 434.276 LKWs. Dazu kommen die innerhalb der Landesgrenzen stattfindenden Tiertransporte. Tiertransporte führen oft zu unaussprechlichem Tierleid. Zu den langen Transportwegen kommen noch qualvollere Wartezeiten, die bei Schlachttieren zu enormen Stressbelastungen führen.

Selbstverständlich gibt es Vorschriften zum Tiertransport sowie zum Ab- und Aufladen der Tiere. Engagierte Tierschutzorganisationen berichten, dass diese Vorschriften oft genug nicht eingehalten werden. In Kisten gepfercht, aus der Herde gerissen, in LKWs gestoßen, zu Tode erschrocken, erreichen die Tiere den Schlachthof. Manche von ihnen sterben bereits am Transportweg.

In der Tierhaltung gilt oft die Maxime:

> Geringstmöglicher Aufwand – kürzestmögliche Zeit – höchstmögliche Produktion.

Dass das Ergebnis dieses Tuns immer Tierleid erzeugt, wird konsequent ausgeblendet. Alles geschieht unter dem Motto: Jeder Quadratzentimeter muss kapitalisiert werden! Der Mensch als Schrecken alles Lebendigen.

> „Und Furcht und Schrecken vor euch sei auf allen Tieren der Erde."
>
> Genesis 9,2

Es erscheint mir völlig abwegig zu glauben, dass die Art und Weise, wie Tiere gehalten worden sind, wie und womit sie gefüttert wurden, dass all diese Informationen nicht auf unsere Teller gelangen.

In jedes Stück Fleisch, das wir essen, in jedes Ei sind das Grauen der Tiere und die gebrandschatzten Regenwälder, die wir für das Sojafutter systematisch devastieren, mit eingeschrieben. All dies verleiben wir uns beim Essen ein. Ich bin überzeugt, dass dies alles unmittelbare Auswirkungen auf unsere seelische, geistige und physische Gesundheit hat.

Warum isst jemand ein Steak z. B. rare, saignant, blutig? Er will nichts anderes, als sich die vermeintliche Kraft des Tieres, das Lebendige des

Blutes, einverleiben. Da blitzt eine uralte, aus der Stammesgeschichte ragende Ahnung auf.

Moses glaubte, dass das Leben durch die Nahrung besteht. Die Tiere wurden in reine und unreine geteilt. Durch den Genuss der unreinen werde der Mensch verdorben. In der heutigen Diktion heißt das nichts anderes als: „Der Mensch ist, was er isst."

Gregor von Nyssa, der Kirchenvater: „Der Mensch nimmt mit seiner Nahrung die tierische Leidenschaft auf. In der Endzeit, wenn er ‚Engelsnahrung' genieße, wird er auch die tierische Leidenschaft loswerden."

Bedenken Sie nur das sakramentale Essen, das Heilige Mahl. Die christliche Transsubstantiation, das Mysterium des Abendmahls. Das Essen ist schlichtweg eine der ältesten Formen der Einigung mit dem Geistigen, der Gewinn geistiger Eigenschaften.

Für Hippokrates stellt das Essen von Pflanzen und Tieren einen Stoffwechsel mit der Erde dar. Der griechische Philosoph Epiktet: „Der Sünder, der den Menschen in sich zerstört, wird zum Wolf."

In der Traditionellen Chinesischen Medizin (TCM) ist die Überzeugung, dass die Eigenschaften der Lebewesen beim Konsumieren übernommen werden, ein inhärenter Bestandteil der Therapie.

Für die angeschlagene männliche Potenz werden gerade in der heutigen Zeit – in der Zeit von Viagra – Nashörner (Nashornpulver), Saiga-Antilopen (Hörner) und Tiger (Penisse und Knochen), die als Aphrodisiaka Wunder vollbringen sollen, ausgerottet.

Die Frischzellentherapie, bei der tierische, in der Regel aus Schafsföten gewonnene Zellen injiziert werden und sich schlaff Gewordene wieder verjüngen, dieser Jungbrunnen der industrialisierten Welt gehört gleichfalls zur Einverleibungskategorie und liegt gar nicht so fern von den Bräuchen der Anthrophagie, bei denen sich der Häuptling die Hoden, das Herz und das Hirn seines Opfers einverleibt, um sich dessen Potenz, Mut und Klugheit zu Eigen zu machen.

Scham und Ekel sind hier falsch am Platz. Dies zu verdrängen, abzuspalten, ist lächerlich und verhindert hinzuschauen, wo hinzuschauen unsere Pflicht und Ausdruck unseres Verantwortungsgefühls ist. Wagen wir doch die Konfrontation mit dem Realen, der Wirklichkeit unter der Oberfläche unserer „Opfer“!

Tierhaltung ist Gesinnungshaltung.

Wir müssen als Konsumenten durch unser Kaufverhalten zu einem grundlegenden Gesinnungswandel beitragen.

> „Wo du auch wandelst im Raum, es knüpft dein Zenit und Nadir
> An den Himmel dich an, dich an die Achse der Welt.
> Wie du auch handelst in dir, es berühre den Himmel der Wille
> Durch die Achse der Welt gehe die Richtung der Tat.“
>
> F. Schiller

Haben Pflanzen eine Würde
oder
Von den Mitteln der Kriegsführung zu den Stützen der Landwirtschaft

Auf einem Feld ein einzelner Bauer, vermummt und zugeschnürt – so habe ich mir als Kind einen Krieg führenden Außerirdischen vorgestellt. Doch es ist nur ein einheimischer Bauer. Ein Bauer, der den Verderbern des Ernteerfolgs, den Verderbern der optischen Illusionen, auf den Leib rückt und ihnen den Garaus macht. Das ganze Feld wird in einen Sprühnebel eingetaucht. Gespenstisch sieht das aus.

Die Kampfzonen sind vom Feld der Ehre auf das Feld der Mühe und Plagen verlagert worden. Der martialische Auftritt der Gemüse-, Obst- und Getreidebauern beeindruckt mich immer wieder. Er drückt unbedingten Kampfeswillen aus, etwas Unbesiegbares haftet ihm an. Kapitäne des Ernteerfolges im Ausüben der Kontrolle über die widerspenstigen Schädlinge. Herren über die Widersacher des bestellten Feldes, der Obstplantagen.

„Ich werde sie bekämpfen, ich werde siegen. Es gibt nur Triumph oder Kapitulation." Kapitulieren bedeutet den Verlust der ganzen Ernte. So währt die Gier nach immer effektiveren Düngemitteln und komplexeren Pestiziden. Die Ernte muss unter allen Umständen gesichert werden.

„Die Wurzel ökologischer Krisen", lautete ein Vortrag von Gregory Bateson:

„Wir stellen fest:

1. Dass alle *ad-hoc*-Maßnahmen die tieferen Ursachen des Problems unberührt lassen und, was noch schlimmer ist, sie tendenziell sogar noch verstärken und verdichten. In der Medizin ist es *dann – und nur dann* – angezeigt, die Symptome zu behandeln, ohne die Krankheit selbst zu heilen, wenn die Krankheit entweder mit Sicherheit das Ende bedeutet oder sich von selbst heilen wird.

Die Geschichte des DDT veranschaulicht den grundlegenden Trugschluss von *ad-hoc*-Maßnahmen. Als es erfunden und zuerst angewandt wurde, war es selbst eine *ad-hoc*-Maßnahme. Im Jahre 1939 entdeckte man, dass der Stoff ein Insektizid ist (und der Entdecker erhielt einen Nobelpreis). Insektizide wurden ‚benötigt' (a) zur Steigerung der landwirtschaftlichen Produktion, und (b) um Menschen, besonders Truppen in Übersee, vor Malaria zu schützen. Mit anderen Worten, DDT war ein symptomatisches Mittel gegen Probleme, die mit dem Bevölkerungswachstum zusammenhingen.

Gegen 1950 war unter Wissenschaftern bekannt, dass DDT für viele andere Tiere eine ernsthafte toxische Wirkung hatte (Rachel Carsons populärwissenschaftliches Buch *Silent Spring* erschien 1962).

Aber in der Zwischenzeit bestand (a) eine enorme industrielle Bindung an die DDT-Herstellung; (b) wurden die Insekten, gegen die DDT eingesetzt wurde, immun; (c) wurden die Tiere, die diese Insekten normalerweise fraßen, ausgerottet; (d) konnte die Weltbevölkerung aufgrund des Einsatzes von DDT wachsen.

Mit anderen Worten, die Welt wurde von dem *abhängig*, was einst eine *ad-hoc*-Maßnahme war und heute als eine große Gefahr bekannt ist. Schließlich fangen wir im Jahr 1970 an, diese Gefahr zu unterbinden oder zu kontrollieren. Und wir wissen beispielsweise noch immer nicht, ob die menschliche Gattung mit ihrer gegenwärtigen Ernährungsweise das DDT, das bereits in der Welt zirkuliert und selbst dann noch für die nächsten zwanzig Jahre da sein wird, wenn sein Einsatz sofort und vollkommen eingestellt wird, sicher überleben kann.

Heute ist ziemlich sicher (seit der Entdeckung bedeutender DDT-Mengen bei den Pinguinen der Antarktis), dass *alle* Fisch fressenden Vögel wie auch die sich auf dem Land ernährenden Fleisch fressenden Vögel und jene, die früher Insektenschädlinge fraßen, zum Aussterben verurteilt sind. Es ist wahrscheinlich, dass bald alle Fleisch fressenden Fische zu viel DDT für den menschlichen Verzehr enthalten werden und ihrerseits aussterben können. Möglicherweise werden die Regenwürmer, zumindest in Wäldern und anderen besprühten Gebieten, verschwinden, und welche Folgen das für die Wälder hat, kann sich jeder selbst ausmalen. Vom Plankton der Hochsee (auf der die gesamte Ökologie des Planeten beruht) glaubt man, dass es noch unverändert ist.

Das ist nur die Geschichte einer blinden Anwendung einer *ad-hoc-*Maßnahme …"

Die vermeintlich moderne Landwirtschaft hat sich ganz in dieses System der ad-hoc-Maßnahmen begeben, verstrickt. Auch auf die Gefahr hin, dass dies zum ökologischen Zusammenbruch der Böden, des Grundwassers und letzten Endes der Lebensgrundlage der Bauern führen kann. Viele unserer Böden leiden schon längst unter einem Burn-out-Syndrom. Der Nährwert zu vieler Böden lässt beständig nach, das hat unmittelbare Auswirkungen auf den Nährstoffgehalt unserer Lebensmittel, auf die Qualität unserer Böden und somit auf unsere Lebensqualität.

Aber auch die ökonomischen Auswirkungen, die dieses System auf unsere Bauern hat, sind Besorgnis erregend. Bei der Abrechnung der Ernte stellt sich zu oft heraus, der Anteil für Düngemittel und Pestizide ist so hoch, dass dem Bauern kaum noch etwas bleibt. Die Preise für die Ernteprodukte fallen, die Preise für diese Art der Kulturführung steigen. Eine verzweifelte Lage für viele unserer Bauern.

Letzthin erzählte man mir die Geschichte eines jungen Bauern, der vor ein paar Jahren einen 100 Hektar großen Hof erbte. Er gab den Hof auf, denn ihm blieb nach Abzug der Düngemittel, Pestizide und der Energieaufwände für seine Arbeit kaum noch etwas über. Ein Berufsstand ohne Zukunft? Er hat das Glück, noch jung genug zu sein, um etwas Neues beginnen zu können. Vor noch nicht so langer Zeit war ein Bauer mit einem 100 Hektar großen Hof ein wohlbestallter Herr, der nicht selbst mit seinem Wagen fuhr. Er ließ sich führen.

Neidreflexe sind fehl am Platz, es geht nicht darum, dass jetzt alle gleicher werden, es ist vielmehr Ausdruck dafür, dass den Bauern der Boden unter ihren Füßen weggezogen wird. Ihre Lebensgrundlage!

Zurück zu unserem einsamen Bauern im Sprühnebel. Die Schädlinge müssen mit Stumpf und Stiel ausgerottet werden, auch auf die Gefahr hin, alle Nützlinge mitzuvernichten. Dies wird als Kollateralschaden hingenommen.

In der konventionellen Landwirtschaft werden fast überall, wo Gemüse wächst, Getreide angebaut wird, Bäume und Sträucher Obst und Beeren tragen, systematisch Pestizide ausgebracht.

Welche Auswirkungen hat das auf uns Konsumenten? Sind auf dem Obst und Gemüse beim Verzehr noch Rückstände dieser Pestizide? Wenn ja, können wir sie wegwaschen? Haben diese Pestizide Folgen für unsere Gesundheit, im Besonderen für die Gesundheit unserer Kinder? Diese Fragen stellen wir uns als Konsumenten zu Recht immer wieder.

In einer Studie des Biochemikers DI Dr. Helmut Burtscher heißt es: Wir sollten fünf Mal am Tag Obst und Gemüse zu uns nehmen, rät die Weltgesundheitsorganisation WHO. Denn Obst und Gemüse sind für eine ausgewogene und gesunde Ernährung, dank ihrer reichhaltigen Kombination von Vitaminen, Antioxidantien, Ballast- und Mineralstoffen, unverzichtbar.

Mit Obst und Gemüse kommen zunehmend auch unerwünschte Substanzen auf den Tisch: Rückstände von Pestiziden aus der konventionellen Landwirtschaft. Und damit nicht genug: Wissenschafter wollen festgestellt haben, dass der Gehalt an Vitaminen und Vitalstoffen in Obst und Gemüse rückläufig ist. Gleichzeitig beklagen die Konsumenten, dass die Intensität des Geschmacks abgenommen hat, dass etwa Tomaten wässrig und geschmacklos sind. Was ist also geschehen?

Ein Blick auf die Produktionsbedingungen, unter denen Obst und Gemüse heute erzeugt werden, beantwortet manches: Tomaten werden heute überwiegend in riesigen Gewächshäusern großgezogen. Sie kennen keine Erde, denn sie wachsen aus künstlichen Substraten, eingeschweißt in weiße Plastikfolien, angeschlossen an ein Gewirr von Schläuchen, die die Versorgung mit Wasser und Dünger sicherstellen. Wer als Laie zum ersten Mal ein modernes Gewächshaus besucht, den erinnern diese Bilder eher an die Intensivstation eines Krankenhauses als an einen landwirtschaftlichen Betrieb.

Erdbeeren werden in den wenigen Wochen zwischen Auspflanzung und Ernte im Durchschnitt sieben Mal mit Pestiziden eingenebelt – so eine Erhebung des deutschen Landwirtschaftsministeriums. Pflaumen kommen auf 11,5 Spritzungen, und die Äpfel bringen es gar auf rekordverdächtige 27 Pestizidbehandlungen, bevor sie geerntet werden – und dabei werden nur die Durchschnittswerte angeführt!

Wozu Pestizide?

Pestizide machen Probleme: Sie belasten die Umwelt, man findet sie im Grundwasser und in den Lebensmitteln. Wozu brauchen wir sie überhaupt? Die Homepage des Österreichischen Landwirtschaftsministeriums beantwortet diese Frage für den interessierten Konsumenten folgendermaßen:

„Genauso wie Menschen und Tiere vor Krankheiten nicht gefeit sind und gegebenenfalls Medikamente (Humanmedizin oder Veterinärmedizin) zu ihrem Schutz benötigen, können Pflanzen mit Schadorganismen behaftet sein oder krank werden und brauchen im Akutfall phytomedizinische Präparate (Pflanzenschutzmittel).“

Werden Pestizide wirklich nur im „Akutfall“ eingesetzt, und sind sie wirklich mit Medikamenten vergleichbar? Entscheidende Impulse für die Pestizid erzeugende Industrie kamen jedenfalls nicht aus der Medizin, sondern aus der Erforschung und Entwicklung von chemischen Kampfstoffen. So wurde auch Parathion, eines der frühesten und weit verbreitetsten Insektizide, im Zuge der Erforschung von Nervengasen entdeckt. Ob „Pflanzenmedizin“ oder Abkömmlinge der Kampfgase – in jedem Fall sind Pestizide ganz besondere Chemikalien. Sie sind dazu geschaffen, Organismen zu töten und werden zu diesem Zweck vorsätzlich und in großer Menge in die Natur eingebracht. Heute werden weltweit rund 5 Millionen Tonnen Pestizide hergestellt, die der Industrie einen Jahresumsatz von etwa 30 Milliarden Euro einbringen.

Der Begriff „Pestizid“ stammt aus dem Lateinischen und setzt sich aus zwei Wörtern zusammen: „pestis“ bedeutet Seuche oder Unheil, die Endung „cid“ lässt sich von „caedere“ ableiten, das mit „töten“ übersetzt wird. Was getötet werden soll, hängt von der Art des Pestizids ab: Herbizide töten Pflanzen, so genannte Unkräuter, Insektizide Insekten, Akarizide Spinnen; Fungizide töten Pilze und Rodentizide Wirbeltiere.

Viele dieser Pestizide sind auch für den Menschen sehr gefährlich, in erster Linie für jene Personen, die beruflich unmittelbar mit den Chemikalien in Berührung kommen. Nach Schätzungen der WHO werden jährlich etwa drei Millionen Menschen Opfer von Pestizidvergiftungen, mindestens 20.000 Menschen sterben an den Folgen. In Europa sind tödliche Unfälle mit Pestiziden glücklicherweise selten; nicht so selten kommt es aber vor, dass Bauern, nach der Arbeit mit Pestiziden – insbesondere dann, wenn entsprechende Schutzkleidung fehlte – über Kopfweh, Übelkeit und andere Beschwerden klagen. In Österreich sorgte vor einigen Jahren eine medizinische Studie für großes Aufsehen: Die Spermienqualität von Wein- und Obstbauern, die Pestizide einsetzten, war signifikant schlechter als die von Männern, die keinen beruflichen Kontakt mit Pestiziden hatten. Aus Regionen mit besonders intensivem Pestizideinsatz wird über eine erhöhte Zahl von Geburtsfehlern berichtet. Auch würden dort mehr Menschen an Parkinson sterben als in Gebieten, die weniger stark landwirtschaftlich genutzt werden. In Deutschland wurde 2003 erstmals von einem Gericht die Parkinson'sche Erkrankung eines Landwirtes als eine durch Pestizide verursachte Berufskrankheit anerkannt.

Dass jährlich Millionen Tonnen Pestizide in die Umwelt eingebracht werden, bleibt nicht ohne Folgen: DDT, Lindan und andere Substanzen, die schon seit vielen Jahren in den meisten Ländern der Welt verboten sind, findet man im alpinen Gletschereis ebenso wie im Eis der Polkappen. Was haben diese Pestizide in der Arktis zu suchen? Sie gelangen über den bisher kaum bekannten Effekt der „Globalen Destillation" dorthin. Die Gifte wandern vor allem über die Luft aus den Produktionsländern der gemäßigten und tropischen Breiten in kältere Regionen, wo sie mit dem Schnee niedergehen und sich schließlich in den Lebewesen festsetzen. Dass die Bewohnerinnen der Arktis eine im Vergleich mit Europäerinnen vielfach erhöhte Pestizidbelastung in der Muttermilch aufweisen, verdeutlicht die globale Tragweite der Pestizidproblematik.

Doch wir alle haben Pestizide in unserem Körper. Die Mengen von DDT, Lindan und anderen längst verbotenen Insektiziden im Blut und in der Muttermilch gehen zum Glück langsam, aber stetig zurück. Andere modernere Insektizide aus der Gruppe der Pyrethroide, die heute in Haushalt und Landwirtschaft vermehrt eingesetzt werden, hinterlassen hingegen neue Spuren in unserem Organismus.

Pestizidrückstände – ein Gesundheitsrisiko?

Dass Personengruppen, die von Berufs wegen mit Pestiziden zu tun haben – etwa Bauern, Gärtner oder Fabrikarbeiter –, ein erhöhtes Gesundheitsrisiko tragen, streitet kaum noch jemand ab. Aber auch Menschen, die bloß als Konsumenten der Lebensmittel und daher nur indirekt mit Pestiziden in Berührung kommen, fühlen sich zunehmend beunruhigt. Medienberichte über Pestizidrückstände in der Nahrung stoßen immer wieder auf öffentliches Interesse, die Ausmaße der potenziellen Gefährdung sind jedoch schwer abzusehen. Lässt sich das Gesundheitsrisiko überhaupt quantifizieren, einschätzen oder eingrenzen? Urteilen Sie selbst ...

Wo treten Rückstände auf und in welchen Mengen?

Lediglich bei Babynahrung und in der biologischen Landwirtschaft findet keine aktive Pestizidanwendung statt. Beim Kauf von Obst und Gemüse aus konventioneller Landwirtschaft wissen die Konsumenten nicht, welche Pestizidmengen sie mit ihren Äpfeln, Tomaten oder Erdbeeren nach Hause tragen werden. Die Auswahl des Produktes im Supermarkt kommt einem Glücksspiel gleich, nur dass die Endverbraucher nie erfahren werden, ob sie das unwahrscheinliche Glück hatten, pestizidfreie Ware zu erwerben.

Wer 2005 in Deutschland **Erdbeeren** aus konventionellem Anbau kaufte, hatte eine Chance von nur 3 Prozent, dass diese Erdbeeren nicht mit Pestiziden belastet waren. Beim Kauf von **Salat** lagen die Chancen etwas besser; der Konsument hatte immerhin eine Eins-zu-Fünf-Chance, einen „rückstandsfreien" Salat zu erhalten. Doch nur jeder 20. Konsument, der nach **Trauben** griff, hatte ebensolches Glück und erwarb pestizidfreie Ware. Wer Pech hatte, musste Mehrfachbelastungen mit bis zu 17 Pestiziden in Kauf nehmen.

Woher stammen diese Zahlen? Die Daten stammen aus Deutschland, vom „Chemischen und Veterinäruntersuchungsamt Stuttgart" (CVUA), und spiegeln die dortige Belastungssituation wider.

Wie stark belastet ist im Vergleich dazu „österreichisches“ Obst und Gemüse? Die folgende Tabelle stellt die in Deutschland und in Österreich ermittelten Daten einander gegenüber:

Tabelle 1: Vergleich der österreichischen und deutschen Lebensmittelkontrolle

	ANTEIL DER PESTIZIDBELASTETEN PROBEN	
	Deutsche Lebensmittelkontrolle (CVUA Stuttgart)	**Österreichische Lebensmittelkontrolle** (AGES – Agentur für Gesundheit und Ernährungssicherheit)
Erdbeeren	99 % (1)	54 % (4)
Salatarten	77 % (2)	46 % (4)
Tafeltrauben	91 % (2)	81 % (3)
Paprika	79 % (2)	38 % (3)
Tomaten	67 % (2)	43 % (4)
Kirschen	95 % (2)	25 % (3)
Äpfel	93 % (2)	75 % (4)
Karotten	86 % (2)	25 % (3)

Quellen: (1) CVUA Stuttgart 2005; (2) CVUA Stuttgart 2004; (3) Österreichisches Lebensmittelmonitoring 2003; (4) Österreichisches Lebensmittelmonitoring 2002

Wollen wir diesen Daten glauben schenken, so sind die für Österreicher bestimmten Erdbeeren deutlich weniger pestizidbelastet als jene, die in deutschen Mündern landen. Gleiches gälte für Salat, Trauben, Paprika, Äpfel etc. Wie ist das zu erklären, wo doch in beiden Ländern der überwiegende Teil der Erdbeeren aus Spanien kommt?

Die Lösung des Rätsels ist erschreckend einfach: 22 der 55 Pestizide, die in den untersuchten „deutschen“ Erdbeeren gefunden wurden, waren im österreichischen Untersuchungsspektrum nicht enthalten. Das bedeutet: Mindestens 40 Prozent der relevanten Pestizide in Erdbeeren bleiben für die österreichische Lebensmittelkontrolle unsichtbar. Sie wurden einfach nicht gesucht. Nur betrifft dieses Problem nicht allein die Erdbeeren. Während die deutschen Behörden im Jahr 2002 in Obst und Gemüse nach insgesamt 399 Pestiziden suchten, beschränkte sich das österreichische Untersuchungsprogramm auf 217 Wirkstoffe. In der Folge fanden die österreichischen Kontrollorgane insgesamt „nur“ 97 Pestizide, während ihre deutschen Kollegen insgesamt 182 verschiedene Pestizidwirkstoffe nachwiesen, wie aus dem EU-Monitoringbericht von 2002 (Veröffentlichungsdatum: April 2004) hervorgeht.

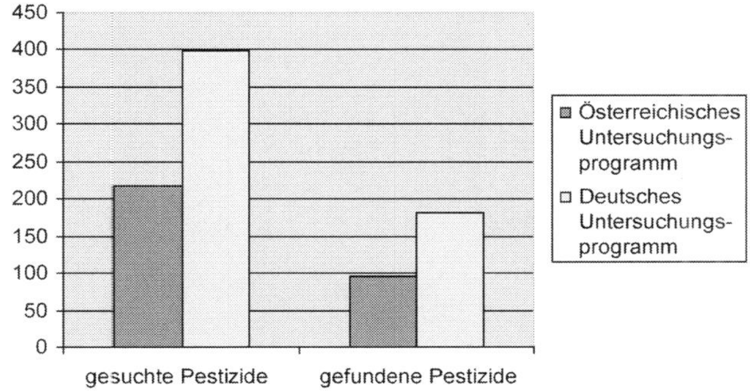

Quelle: EU-Monitoring 2002	Zahl der untersuchten Pestizide	Zahl der gefundenen Pestizide
Deutschland (2002)	399	182
Österreich (2002)	217	97

Allgemein gilt: „Nicht nachweisbar“ ist nicht gleichbedeutend mit „nicht vorhanden“. Wie vertrauenswürdig ein Analysenbericht ist, hängt von Art und Zahl der untersuchten Wirkstoffe und von der Empfindlichkeit der Methode ab.

In welchen Mengen liegen die Pestizide vor?

Das CVUA hat errechnet, dass die durchschnittliche Pestizidlast von konventionellem Obst und Gemüse bei 0,3 Milligramm Pestizide pro Kilogramm Obst liegt. Dieser Durchschnittswert ist über das gesamte Untersuchungsspektrum gerechnet. Ein großer Teil der nachweisbaren Rückstände tritt in weit geringerer Menge auf, etwa bei den 2005 in Deutschland untersuchten Erdbeeren. Diese waren zwar zumeist mit einem ganzen Cocktail von Fungiziden und Insektiziden belastet, die einzelnen Komponenten dieses Pestizidcocktails lagen aber oft in sehr kleinen Mengen vor. Effektive Belastungen können aber auch deutlich über dem Durchschnittswert von 0,3 mg/kg liegen. Zahlreiche Pestizide erlaubt das Gesetz in einem Kilogramm Obst oder Gemüse mit 10 Milligramm und mehr. Und selbst diese Höchstmengen werden mitunter – wie Untersuchungen immer wieder bestätigen – überschritten.

Lassen sich Pestizide wegwaschen?

Obst und Gemüse aus konventionellem Anbau sollten Sie in jedem Fall gründlich unter fließendem Wasser spülen. Zwar lässt sich nur ein Teil der Pestizidrückstände beseitigen, aber immerhin. Wirkungslos ist das Waschen bei „systemischen“ Pestiziden. Denn diese befinden sich nicht an der Pflanzenoberfläche, sondern in der gesamten Pflanze. Zu dieser Gruppe zählen zahlreiche Insektizide und Fungizide. Doch auch die so genannten Kontaktfungizide und Kontaktinsektizide haften teilweise sehr gut auf der Pflanze und lassen sich nur teilweise herunterwaschen. Mit Schälen wird man sie zwar los, doch leider verliert man dabei auch die wertvollen Vitamine.

Ein solches Kontaktpestizid ist das Fungizid Iprodion, welches wir im Lauf dieses Kapitels noch eingehender darstellen werden. Wie hartnäckig es auf der Pflanze haftet, erfuhren Mitarbeiter der Umweltschutzorganisation GLOBAL 2000 im Frühjahr 2004 bei einem Stichprobentest von Salaten. In einem Ruccolasalat wurde eine Iprodionbelastung von 17 Milligramm pro Kilogramm festgestellt – allein dieser Wert war schon rekordverdächtig. Am meisten verblüffte aber an diesem Wert, dass er in einem essfertig abgepackten Salat festgestellt wurde. Denn solche Fertigsalate durchlaufen eine intensive Waschprozedur, bevor sie in Folie eingeschweißt werden.

Höchstwerte und andere Werte

Grundsätzlich erlaubt der Gesetzgeber Pestizidrückstände in Nahrungsmitteln, solange die gesetzlichen Höchstwerte nicht überschritten werden.

Das Gesetz, welches die erlaubten Höchstmengen regelt, trägt den klingenden Namen **„Schädlingsbekämpfungsmittel-Höchstwerteverordnung“**. Diese Verordnung legt für rund 500 Pestizide in allen denkbaren Obst- und Gemüsesorten unterschiedliche Höchstwerte fest.

Greifen wir nun eines dieser 500 Pestizide heraus und betrachten es näher: Sein Name ist **Iprodion.** Es ist ein Fungizid und seit den 70er Jahren am Markt. Es hat eine geringe akute Giftigkeit, steht aber im Verdacht, beim Menschen Krebs zu erregen und gilt als hormonell wirksame Chemikalie. Von den rund 200 von deutschen Lebensmittelprüfern nachgewiesenen Pestiziden war Iprodion das dritthäufigste. In Erdbeeren, Trauben oder Salat dürfen bis zu 10 mg/kg des Pestizidwirkstoffes Iprodion enthalten sein. In Pfirsichen sind 5 mg/kg erlaubt, während beispielsweise Blumenkohl nur 0,05 mg/kg enthalten darf.

Doch was bedeuten diese Höchstwerte für die Konsumenten? Wie viele Erdbeeren dürfen wir essen, wenn das Kilogramm Erdbeeren 10 Milligramm Iprodion enthält, also die gesetzlich erlaubte Höchstmenge?

Zur Beantwortung dieser Frage ist ein kleiner Exkurs nötig, denn die gesetzlichen Höchstwerte treffen noch keine Aussage über das Gesundheitsrisiko.

Akzeptable tägliche Aufnahme?

In welchem Ausmaß kann ein Pestizid unsere Gesundheit gefährden, wenn wir es regelmäßig mit der Nahrung aufnehmen?

Kommt ganz auf die Menge an, sagen die Experten und verweisen auf den **ADI-Wert**. Der ADI (**A**cceptable **D**aily **I**ntake) gibt die „akzeptable tägliche Aufnahme" eines Pestizids an, nämlich jene Menge, die – bezogen auf das Körpergewicht des Menschen – trotz täglichem Konsum nach derzeitigem Wissensstand keine Gefährdung der Gesundheit bewirken sollte.

Mit Hilfe des ADI-Wertes von Iprodion können wir nun obige Frage beantworten: Halten die Erdbeeren exakt die gesetzlich erlaubte Höchstmenge von 10 mg/kg ein, darf ein 70 kg schwerer Erwachsener täglich **420 Gramm** dieser Erdbeeren zu sich nehmen. Damit wäre seine akzeptable Tagesration an Iprodion ausgeschöpft. Will er seinen ADI – also seine akzeptable tägliche Aufnahme von Iprodion – nicht doch noch überschreiten, darf er im weiteren Tagesverlauf kein Obst oder Gemüse mehr zu sich nehmen, das mit Iprodion belastet ist!

Wie sieht die Rechnung bei Kindern aus? Das deutsche Bundesinstitut für Risikoforschung rechnet bei einem 4- bis 6-jährigen Mädchen mit einem Körpergewicht von 13,5 kg. Dieses Mädchen dürfte täglich nur **81 Gramm** – also zwischen **drei und fünf Erdbeeren** – essen. Mit diesen Erdbeeren ist die erlaubte tägliche Aufnahme ausgereizt, also keine weitere Iprodion-Belastung für diesen Tag! Die Empfehlungen der WHO lauten aber: Obst und Gemüse fünf Mal am Tag und vor allem fünf verschiedene Sorten, falls möglich!

Fahren wir also fort in unserem Gedankenexperiment und bereiten unserem Kind einen knackigen Eisbergsalat zu; die erlaubte Iprodion-Menge von 10 mg/kg sei auch hier ausgeschöpft. Schon nach 80 Gramm Eisbergsalat – zum Vergleich: ein durchschnittlicher Salatkopf wiegt zwischen 400 bis 700 Gramm – wäre für den heutigen Tag die akzeptable Aufnahmemenge bereits 2fach überschritten. Salat fällt damit für heute aus! Wie wäre es mit Trauben? Fehlanzeige! Denn auch Trauben könnten – vom Gesetzgeber toleriert – bis zu 10 mg/kg Iprodion enthalten. Das gilt gleichermaßen für Äpfel oder Birnen. Allerdings wurde etwa für Brokkoli mit 0,05 mg/kg ein vergleichsweise niedriger Iprodion-Höchstwert festgelegt. Haben wir damit unsere zweite Obst- und Gemüse-Mahlzeit endlich gefunden?

Zur Sicherheit noch ein kurzer Blick in die „Schädlingsbekämpfungsmittel-Höchstwerteverordnung“: Brokkoli könnte 5 mg/kg Thiabendazol, 3 mg/kg Chlorthallonil, 1 mg/kg Dithiocarbamate oder 1 mg/kg Pirimiphosmethyl etc. enthalten. Also zurück zum Start: Welche Mengen der genannten Wirkstoffe hätten in den Erdbeeren erwartet werden können? Haben Sie Geschmack auf mehr bekommen? Dann bietet Ihnen folgende Tabelle weitere Beispiele, wie Sie Ihren ADI überschreiten könnten – oder der Ihres Kindes überschritten wird.

Tabelle 2: Aus der Rückstandskonzentration des Pestizids und seinem ADI-Wert lässt sich die akzeptable tägliche Verzehrsmenge des belasteten Produktes errechnen.

Pestizid-wirkstoff	ADI-Wert [mg/kg/d]	gesetzliche Höchstwerte (Österreich, Juli 2005)	akzeptable tägliche Verzehrsmenge (für ein 13,5 kg schweres Kind)
Iprodion	0.06 (EU 2003)	10 mg/kg in Erdbeeren, Salat, Kernobst, Trauben 5mg/kg in Tomaten, Paprika etc.	3–5 Erdbeeren **oder** 1/8 Eisbergsalat **oder** 1/2 Apfel **oder** 80 g Trauben **oder** 1 Tomate **oder** 1 Paprika etc.
Chlor-fenvinphos	0,0005 (WHO 1994)	0,5 mg/kg in Karotten, Kohlrüben, Radieschen, Rettich, Zwiebeln 0,1 mg/kg in Kartoffeln	14 g Karotten **oder** 14 g Kohlrüben **oder** 14 g Radieschen **oder** 14 g Rettich **oder** 14 g Zwiebel **oder** 68 g Kartoffeln
Chlor-pyrifos	0,01 (WHO 1999)	1 mg/kg in Kopfkohl Ribisel, Stachelbeeren	120 g Kopfkohl **oder** 120 g Ribisel **oder** 120 g Stachel-beeren
Chlor-thalonil	0,03 (WHO 1994)	10 mg/kg in Himbeeren, Ribisel, Porree, Stangensellerie	41 g Himbeeren **oder** 41 g Ribisel **oder** 41 g Porree **oder** 41 g Stangen-sellerie

Anlass zur Besorgnis?

In unseren Beispielen haben wir die erlaubten Höchstmengen mit den akzeptablen täglichen Aufnahmemengen (ADI) verglichen und dabei festgestellt: Auch wenn die gesetzlichen Höchstwerte bei der Lebensmittelproduktion eingehalten werden, kann unter Umständen schon der Verzehr eines Apfels bei einem Kind eine ADI-Überschreitung herbeiführen.

Kehren wir nun wieder zurück zu unserem „Musterpestizid" Iprodion. Denn als nächstes sehen wir uns an, welche Mengen von Iprodion nun tatsächlich auf Erdbeeren, Salat oder Trauben zu finden sind. Werden die vom Gesetz erlaubten 10 mg/kg erreicht oder gar überschritten?

Untersuchungen der letzten Jahre aus Österreich und Deutschland zeigen: Rund 17 Prozent der Erdbeeren, 15 bis 20 Prozent der Salate und etwa 40 Prozent der untersuchten Trauben waren mit Iprodion belastet. Die Mengen an Iprodion, die in Erdbeeren gefunden wurden, lagen durchwegs deutlich niedriger als die erlaubte Höchstmenge von 10 mg/kg. In Trauben und vor allem in Salat wurden hingegen auch Iprodion-Belastungen gefunden, die im Bereich der gesetzlichen Höchstmenge lagen. Doch auch hier lag die Mehrzahl der festgestellten Iprodion-Belastungen deutlich unter der erlaubten gesetzlichen Höchstmenge (siehe Tabelle 3).

Tabelle 3: Pestizidbelastung bezogen auf Iprodion sowie Pestizidbelastung insgesamt (grau markierter Bereich)

	mit Iprodion belastete Proben	höchste Iprodion-Belastung	Pestizid-belastete Proben	Anzahl verschiedener Pestizid-wirkstoffe	Anzahl Pestizide pro Probe (Durchschnitt)
Erdbeeren	17 %	0,25 mg/kg	99 %	66	4,8
Salat	15–20 %	10,2 mg/kg	77 %	61	3,5
Trauben	40 %	5 mg/kg	91 %	76	4,7

Quelle: Für Erdbeeren wurden die Ergebnisse der CVUA aus 2004 und 2005 herangezogen; für Salat wurden österreichische Daten aus den Jahren 2000, 2001 und 2002 sowie aktuelle Daten der CVUA aus 2004 herangezogen. Für Trauben wurden österreichische Monitoringergebnisse aus 2003 und CVUA-Daten aus 2004 herangezogen.

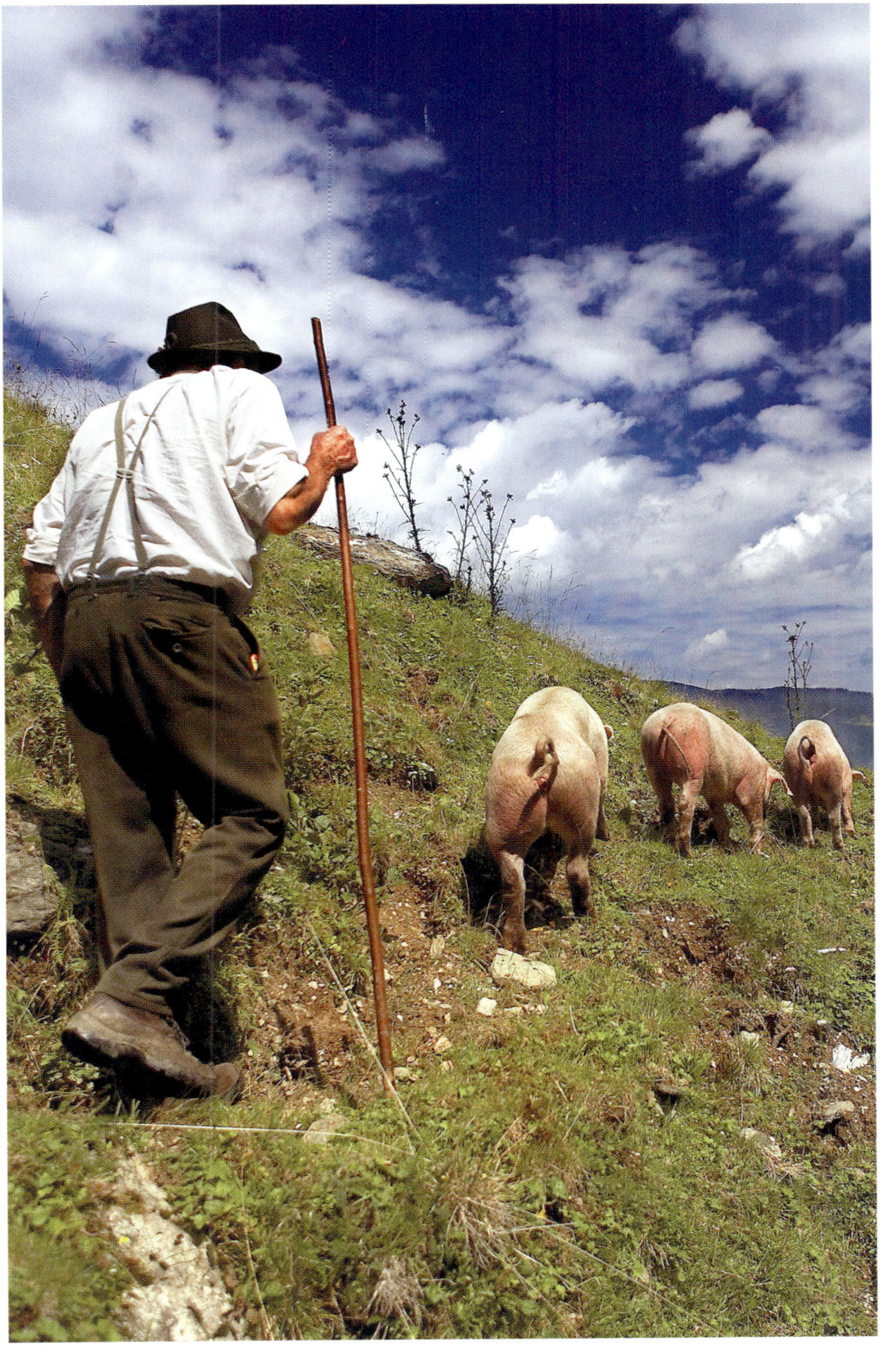

Hubert Wörgötter mit den Schweinen auf der Alm im Pinzgau unterwegs. Bei den Schweinen ist der Sonnenbrand nicht zu übersehen.

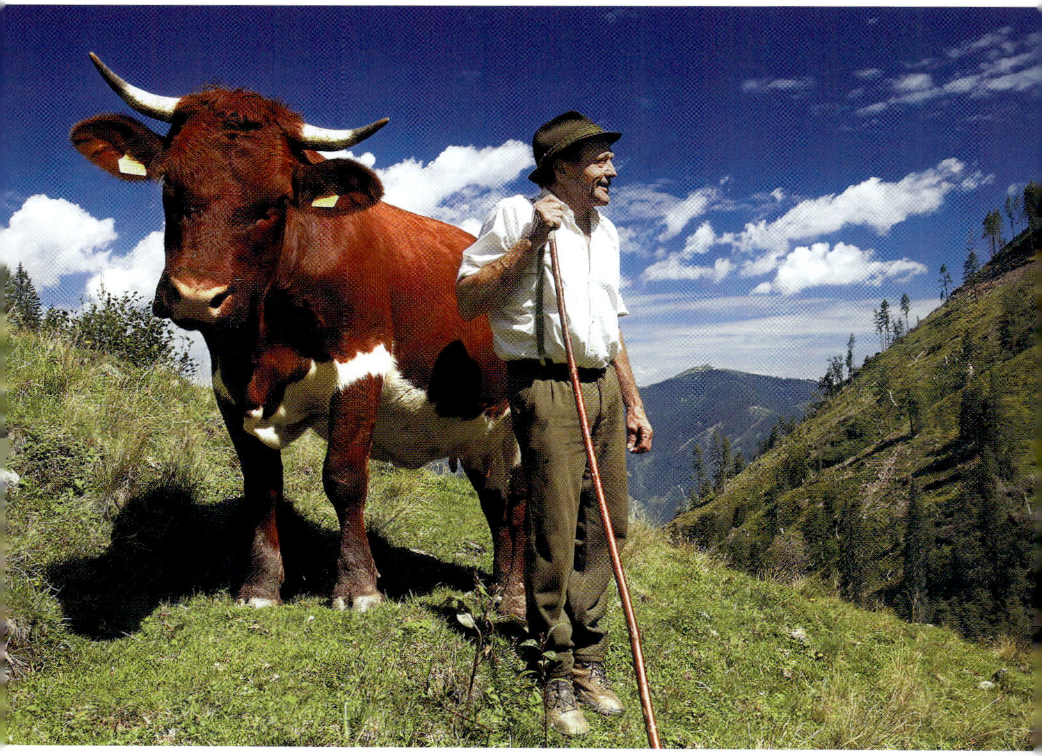

*Ein Pinzgauer Rind in seiner ganzen Schönheit
und der stolze Besitzer Hubert Wörgötter auf der Alm.*

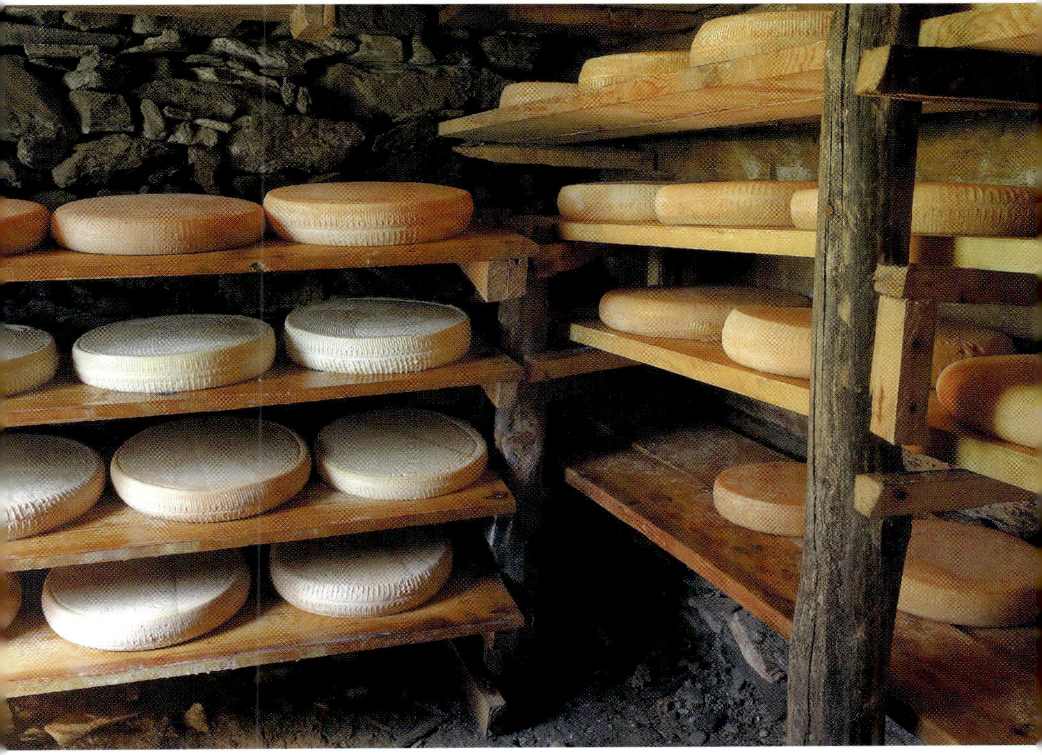

Hubert Wörgötters Käse-Reifelager auf der Alm. Jeden Tag nach dem Melken wird gekäst.

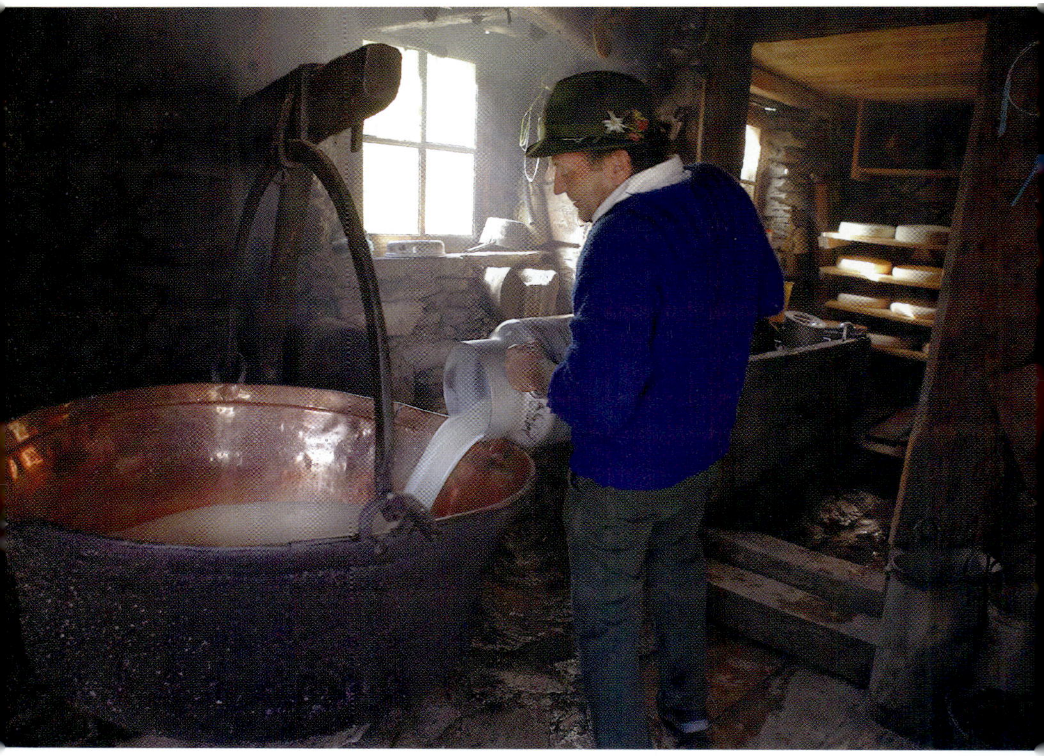

*Der Kupferkessel in der Almhütte,
in dem die Milch erwärmt und ihr das Lab zugesetzt wird.*

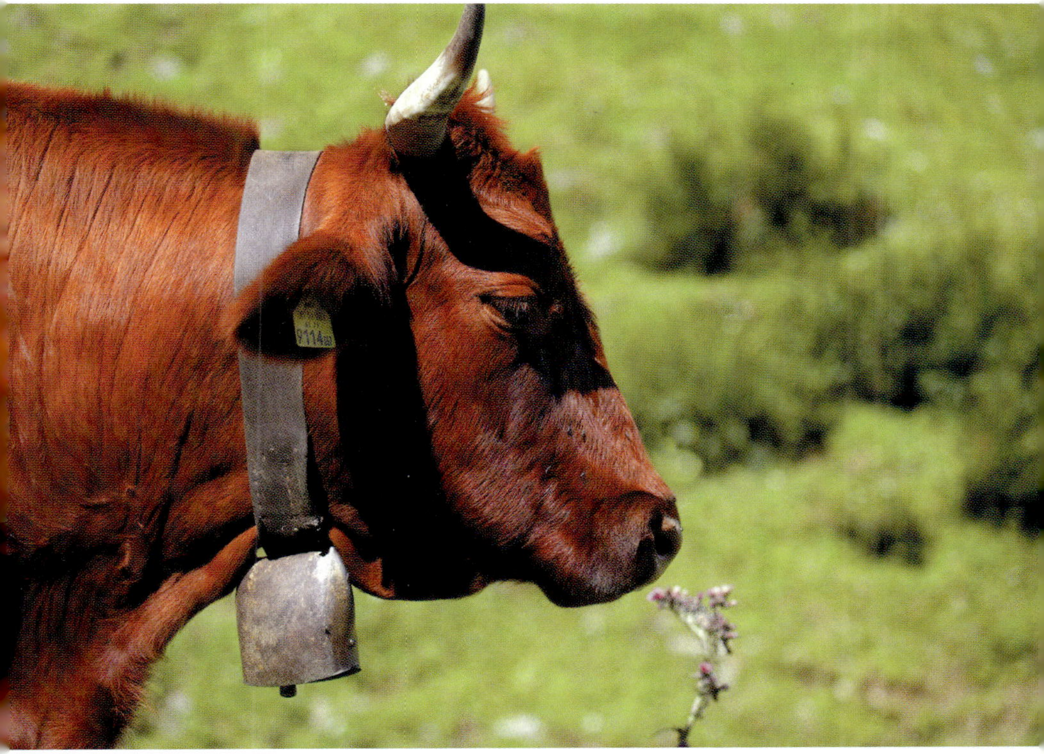

„Ich hätte mich gerne einmal mit einem Tier verständigt.
Könnte ich mit einem Tier sprechen, ich glaube,
ich gewänne ganz andere Einblicke ins Innere des Lebens.“
(Claude Lévi-Strauss)

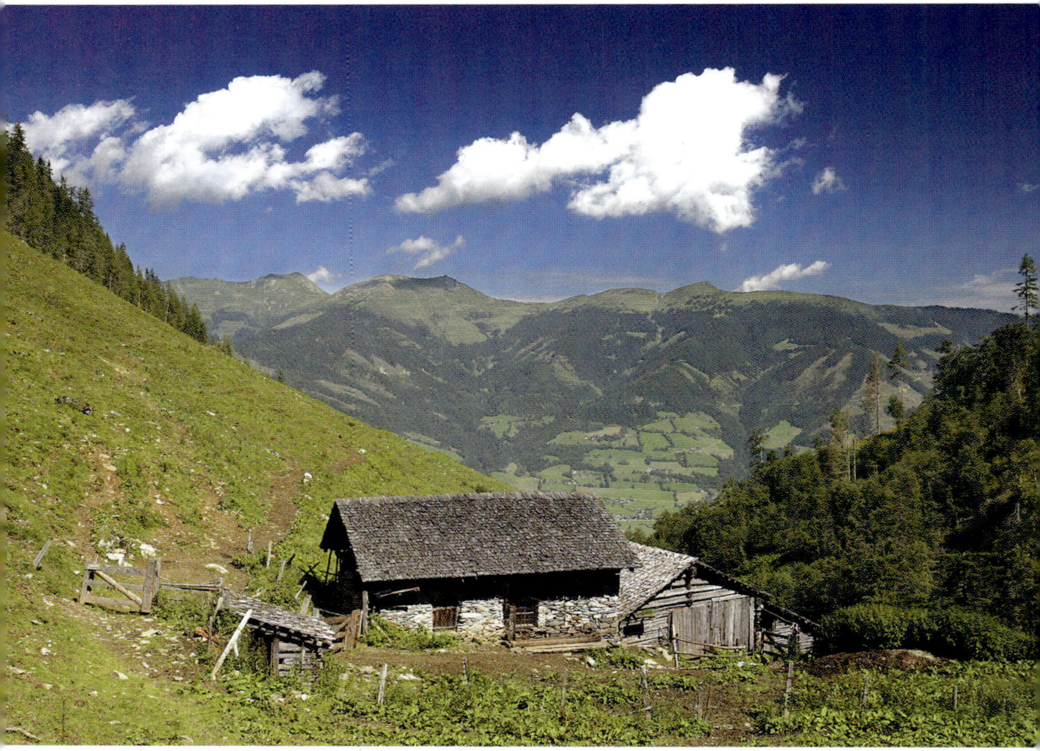

*Hubert Wörgötters Almhütte in einer windgeschützten Mulde.
Hier lebt er mit seinen Rindern von Mai bis September.*

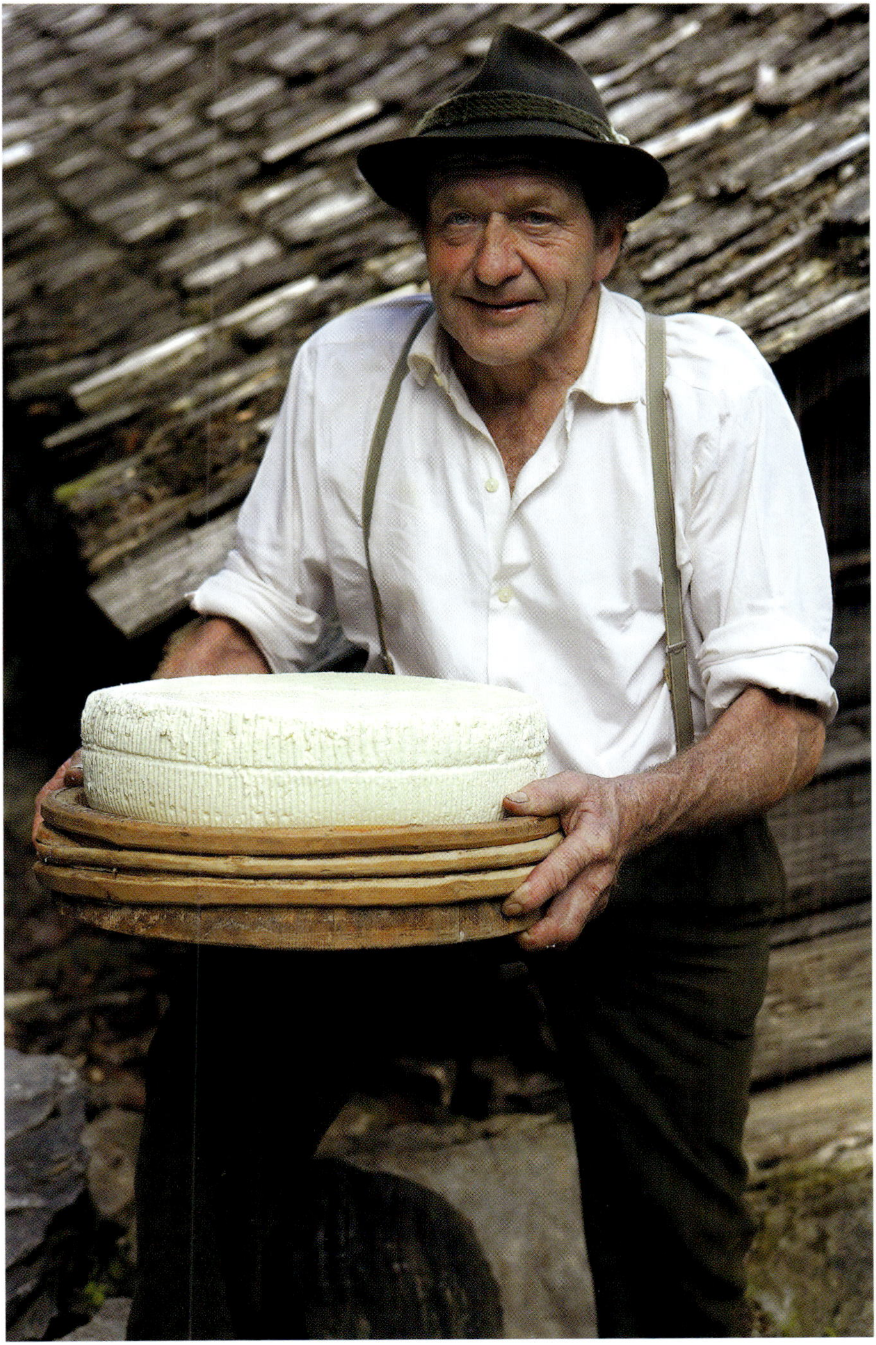

Die Kunst des Käsens und die Freude, die Hubert dabei gewinnt.

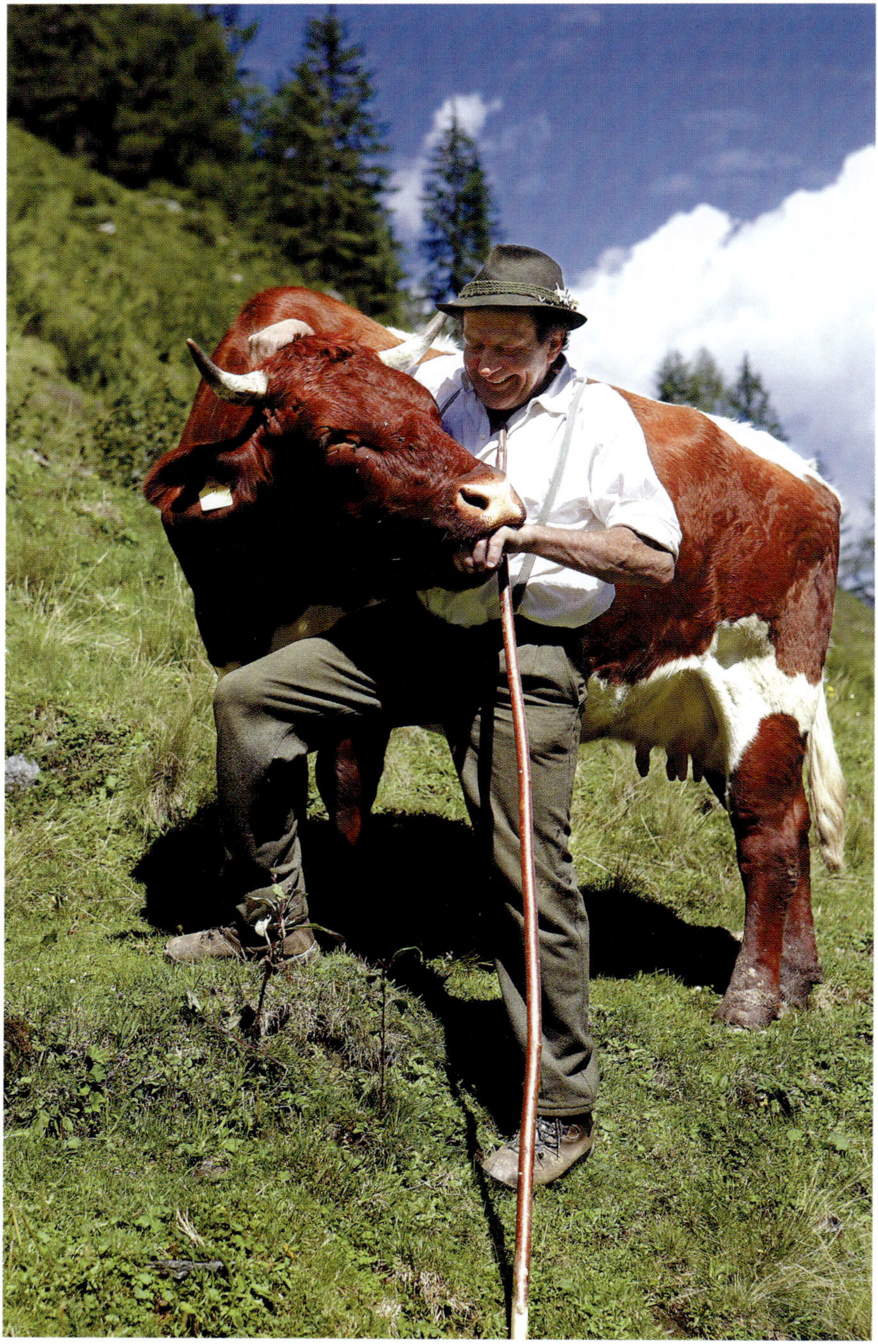

Mensch und Tier in vertrautem und liebevollem Umgang miteinander.

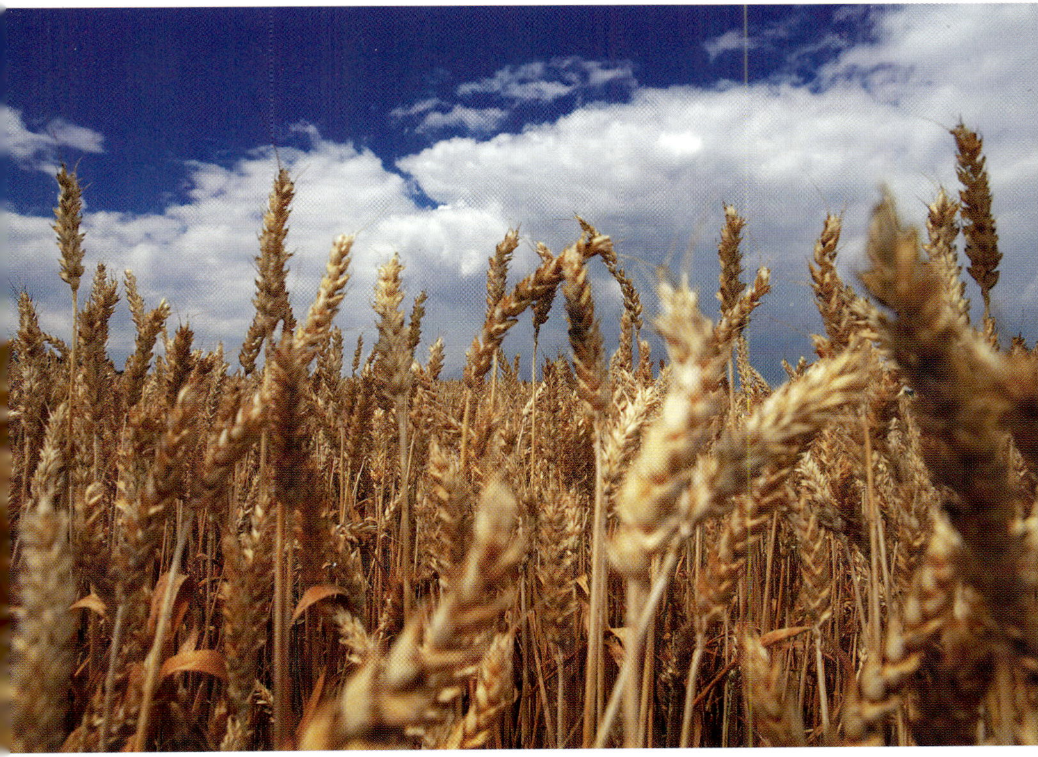

Hans Ackerls erntereifes Weizenfeld.

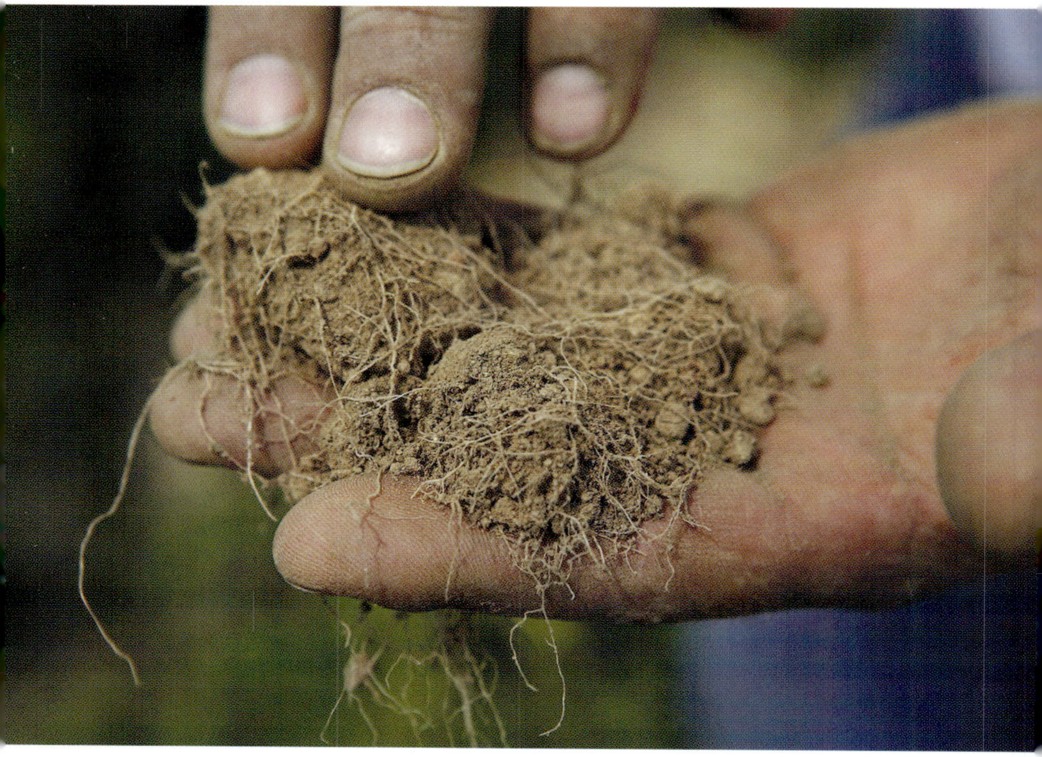

In der Hand von Hans Ackerl das Wichtigste, um gesunde Lebensmittel zu erzeugen: humose Erde mit einem gesunden, vielfältigen Bodenleben.

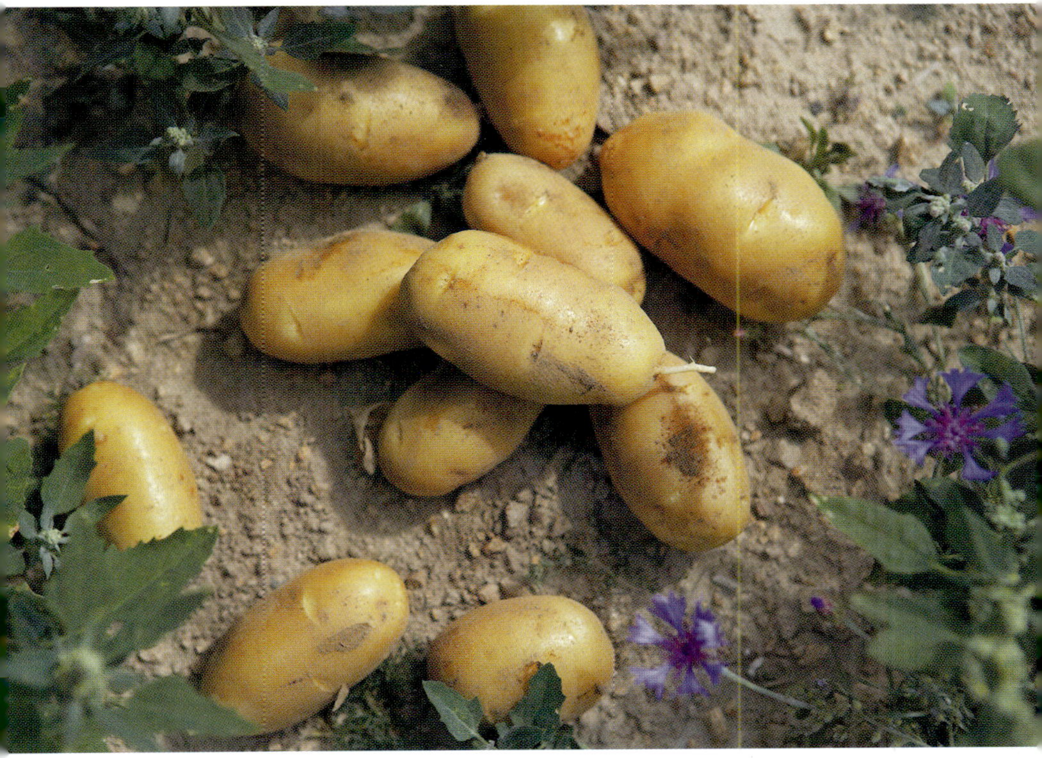

Hans Ackerls Erdäpfel. Erdäpfel sind noch lange nicht Erdäpfel.
Bei kaum einer Frucht sind die Qualitätsunterschiede so leicht im Gaumen nachzuspüren.

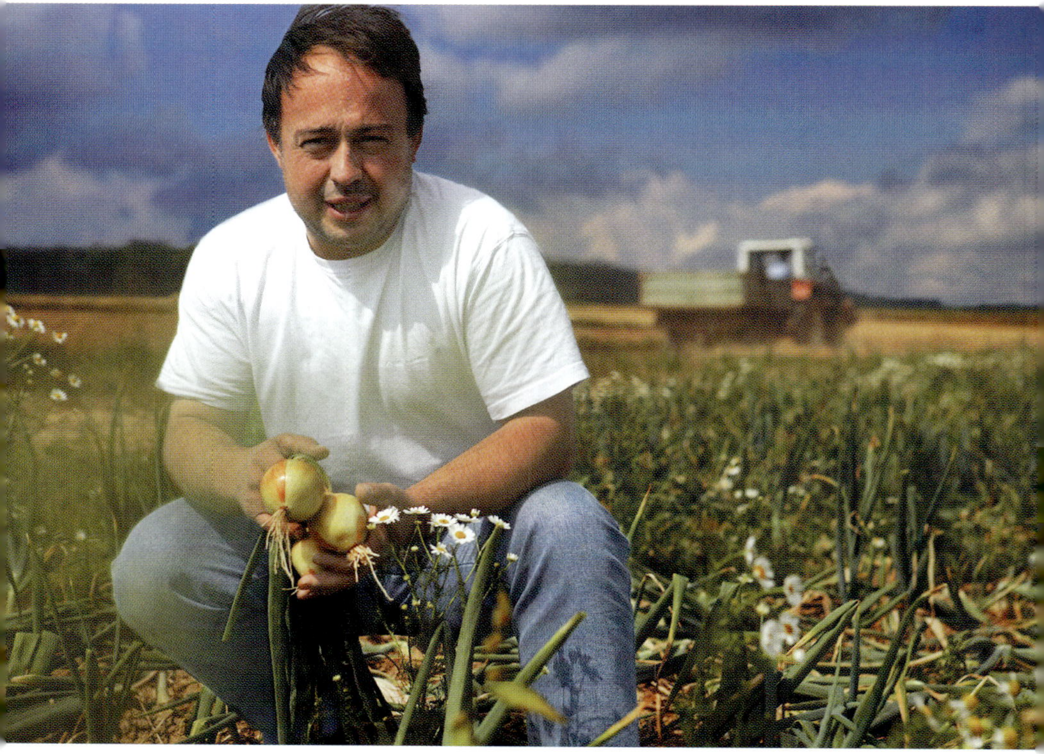

Hans Ackerl als Zwiebelbauer, ein Qualitätsfanatiker.
Das Gute ist nicht gut genug. Er bemüht sich immer um das Beste.

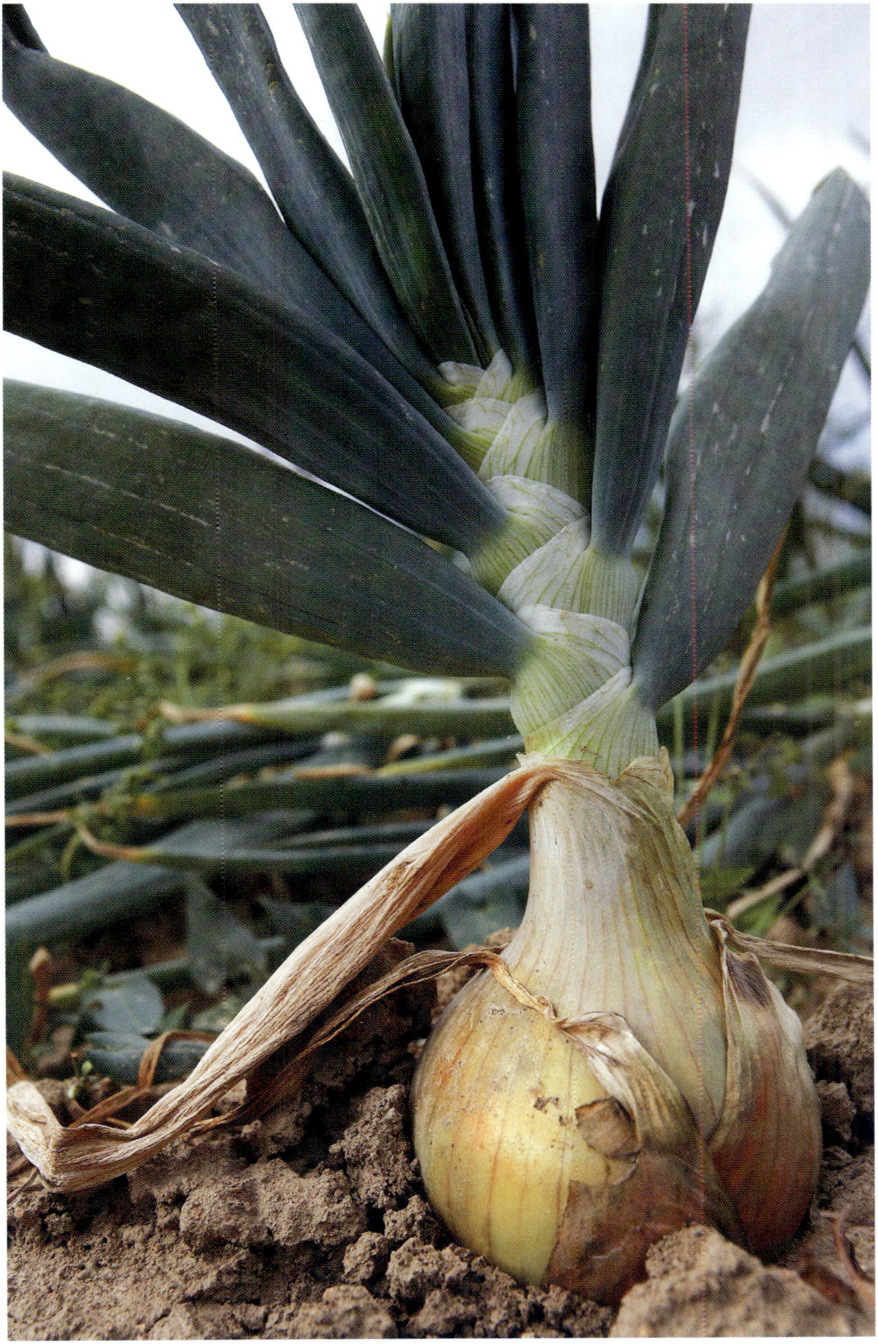

Eine gesunde Pflanze in einem gesunden Boden.

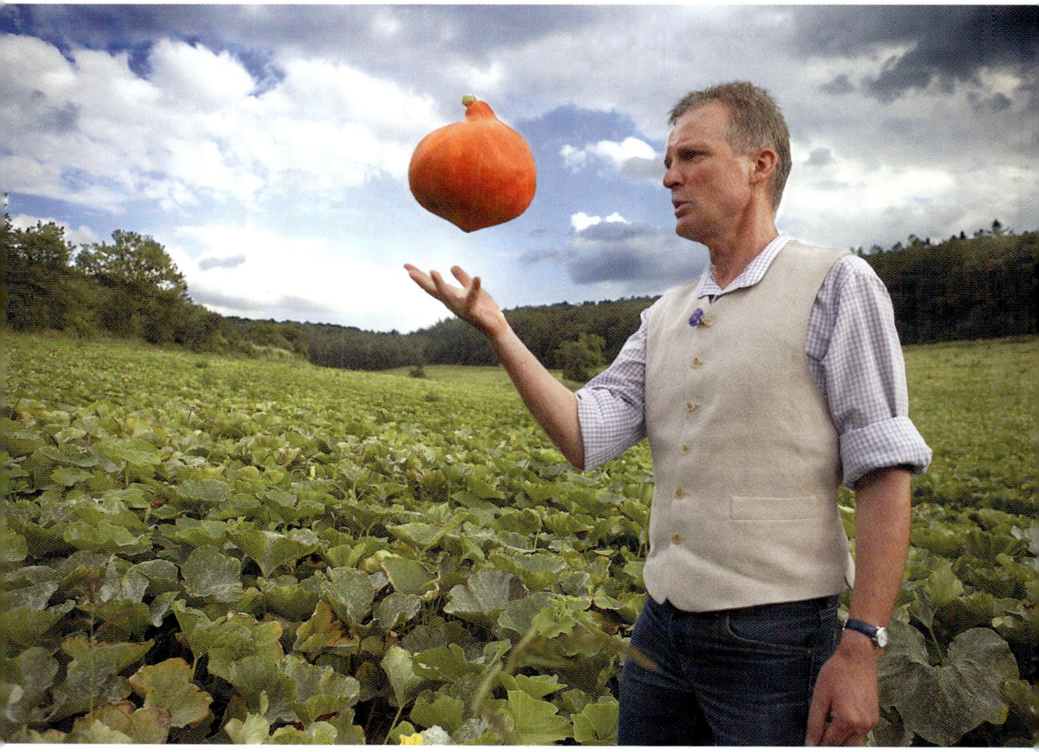

Alfons Piatti in seinem Kürbisfeld.
„Ich stelle Lebensmittel für den Körper, den Geist und die Seele her."

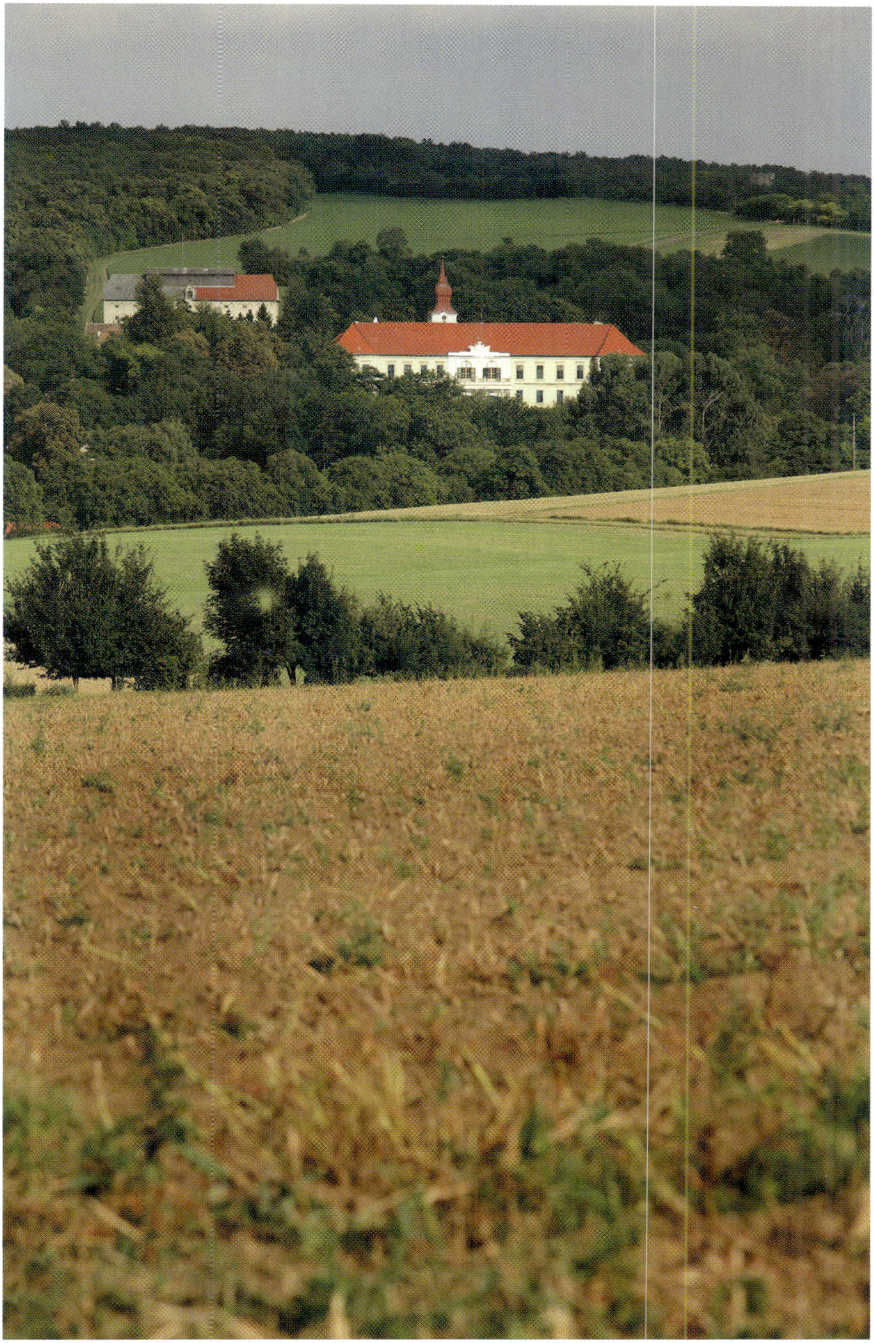

Eine Landschaft zum Träumen – eine Landwirtschaft, in der mit großer Konsequenz die Qualität im Vordergrund steht.

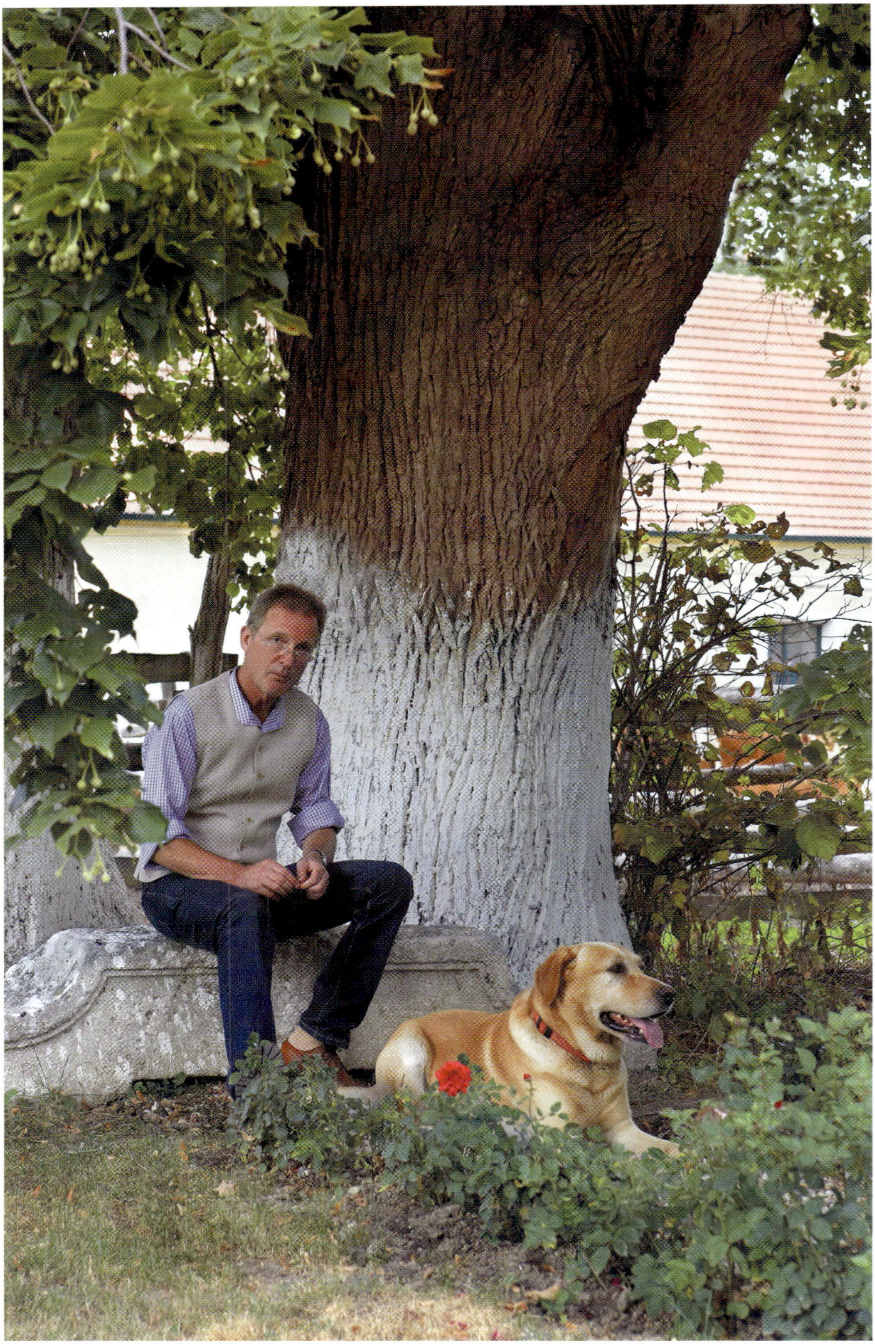

Alfons Piatti, Bauer und Poet, bei seiner hunderte Jahre alten Hauslinde.

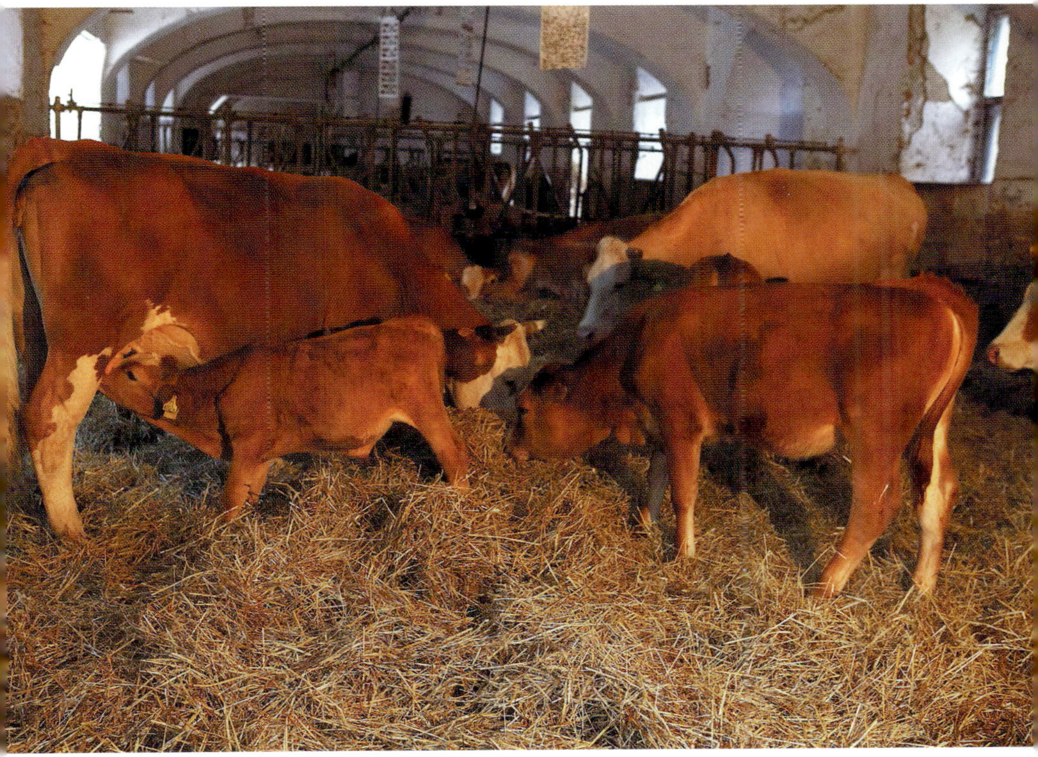

Stallleben in Gut Loosdorf.
Für Alfons Piatti stellt der Stall den Mittelpunkt des landwirtschaftlichen Betriebes dar.

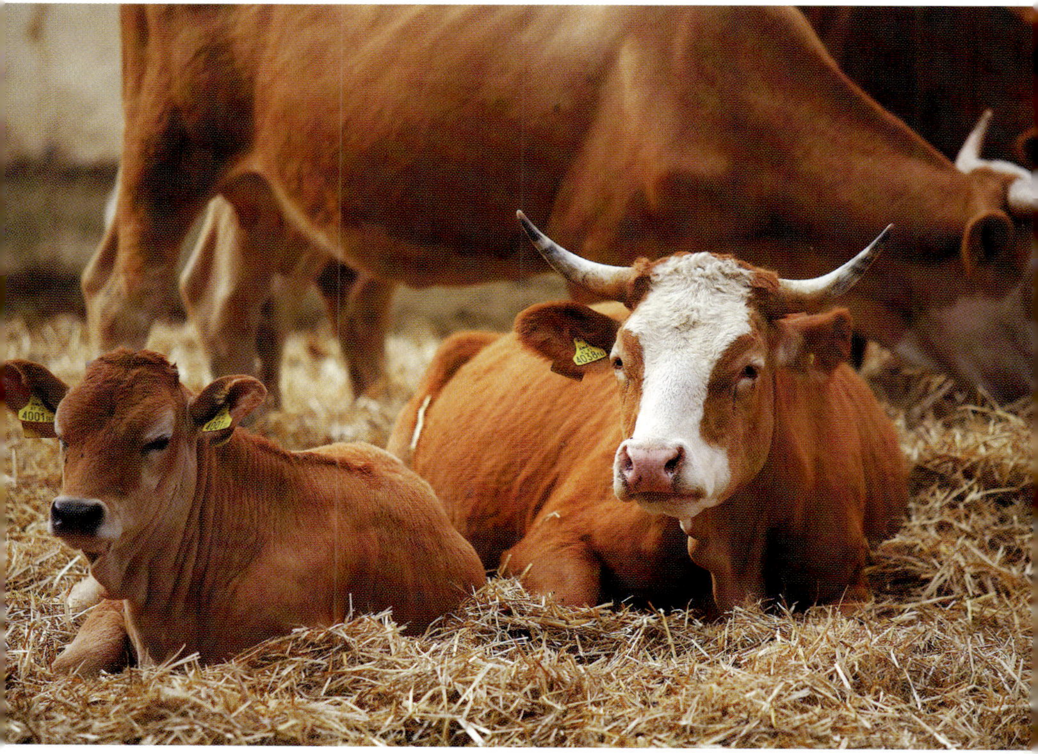

Mutterkuh mit Kalb. Eine gelebte Idylle der Ruhe und Harmonie.

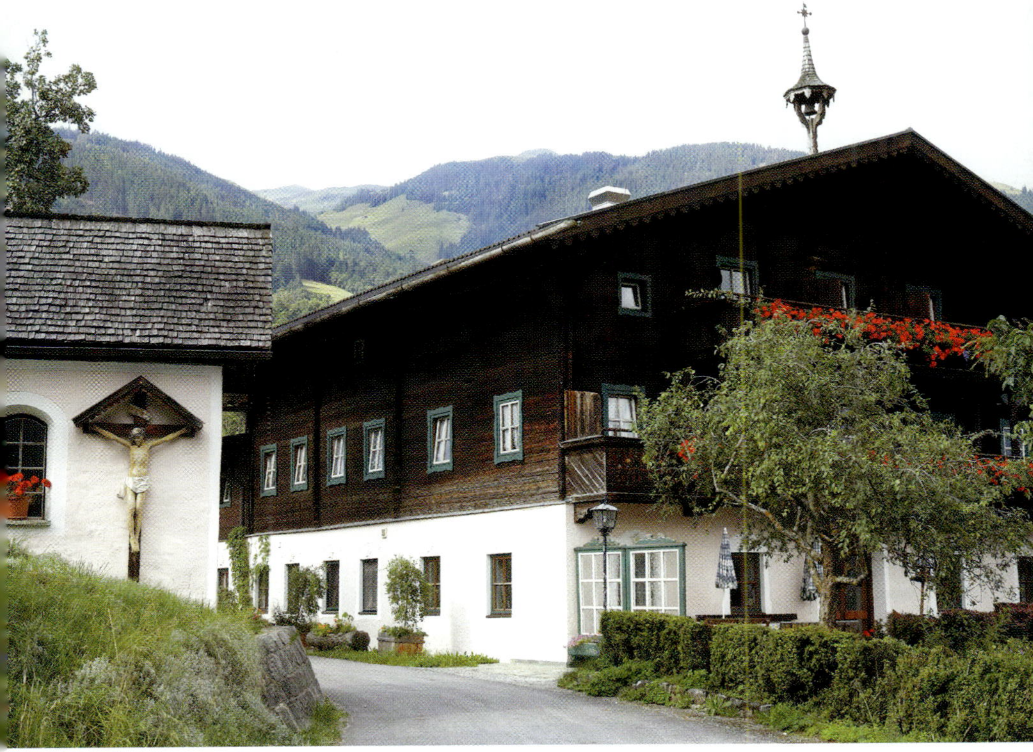

Der ländliche Zauber – Helmut Langers Wohnhaus im Oberen Pinzgau.

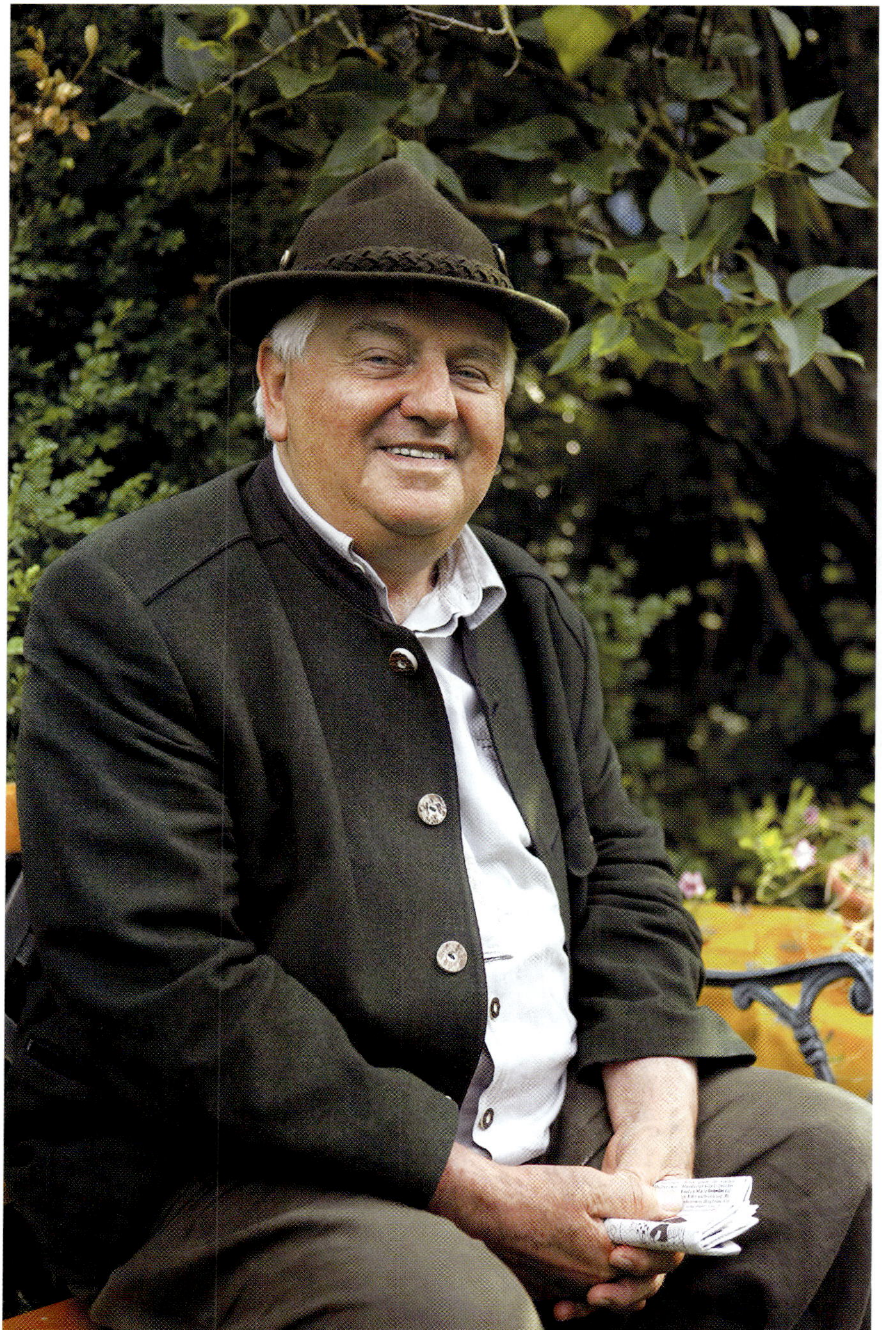

Helmut Langer – ein unermüdlicher, unbeugsamer Kämpfer für eine Landwirtschaft mit Zukunft. Immer dem Leben zugewandt, voller Lebensfreude.

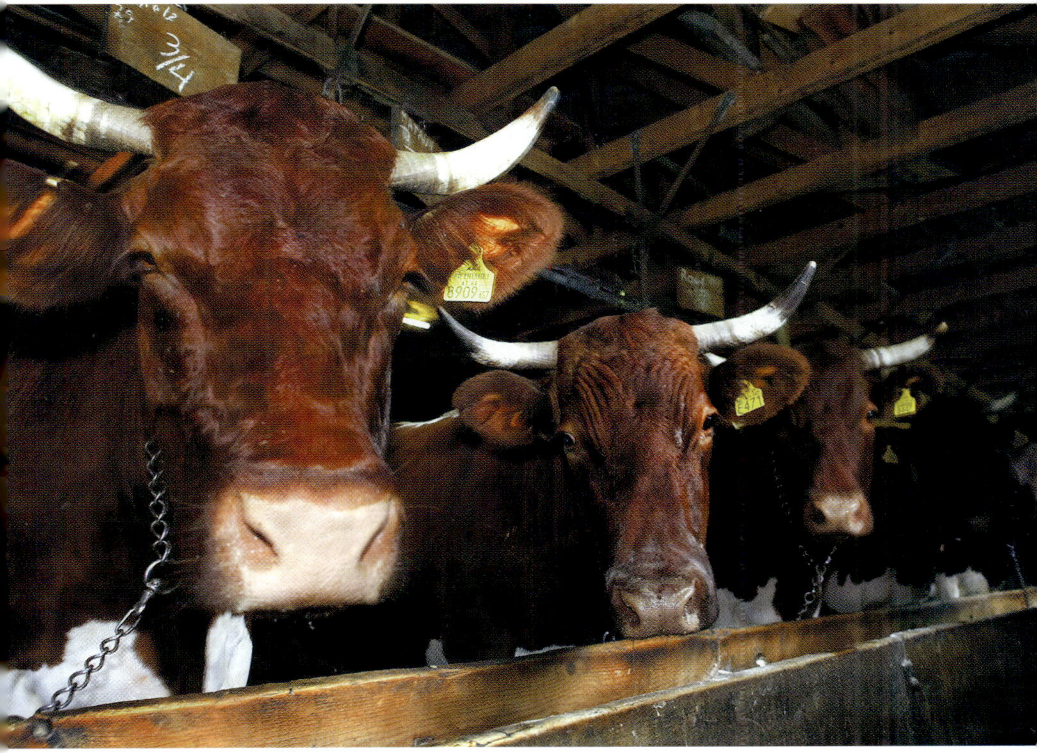

Wunderschöne, behornte Pinzgauer Kühe, neugierig und zufrieden.

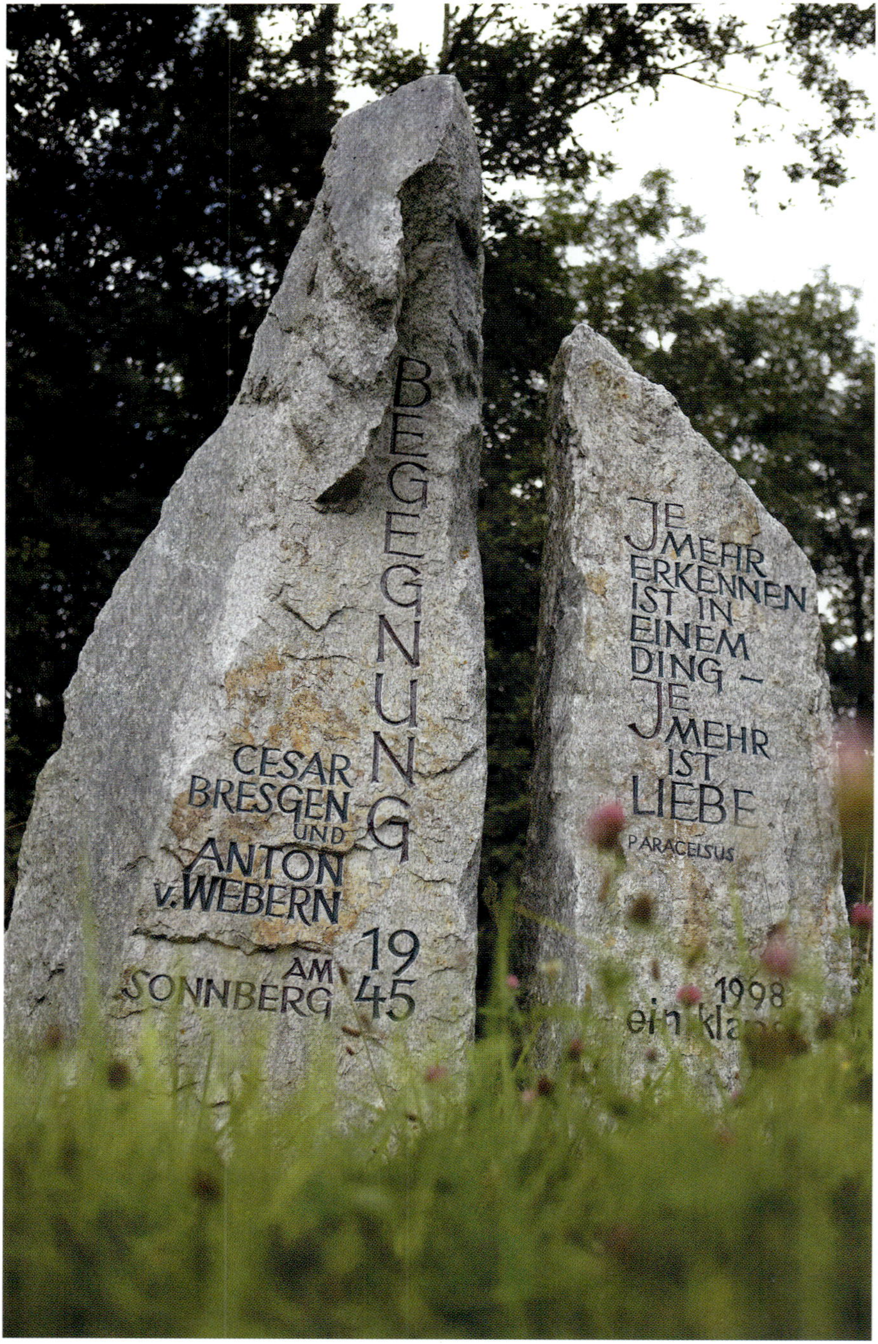
BEGEGNUNG
CESAR BRESGEN UND ANTON v.WEBERN
19 45
AM SONNBERG
JE MEHR ERKENNEN IST IN EINEM DING – JE MEHR IST LIEBE
PARACELSUS
1998

Helmut Langer versteht unter Agrokultur den Bauern als Kulturschaffenden. In diesem Sinne bemühte er sich um die Gedenksteinsetzung. Anton von Webern mit Paracelsus verbindend – aber es könnte auch Helmut Langers Motto sein.

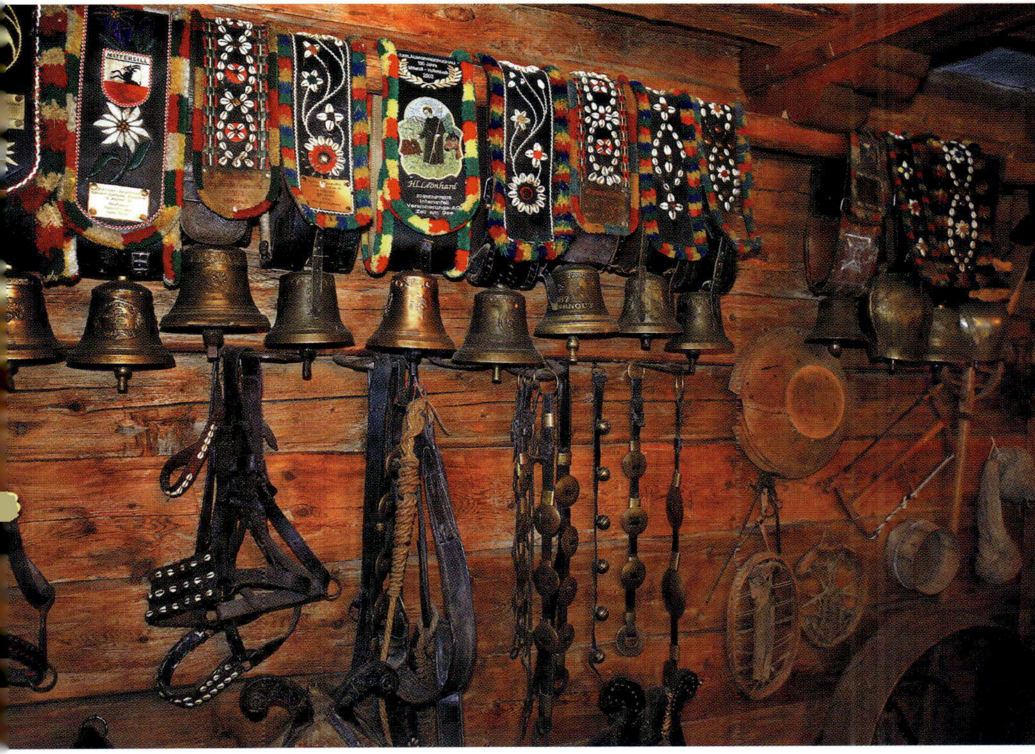

Der Stolz der Tradition. Kuhglocken aus vielen Generationen.

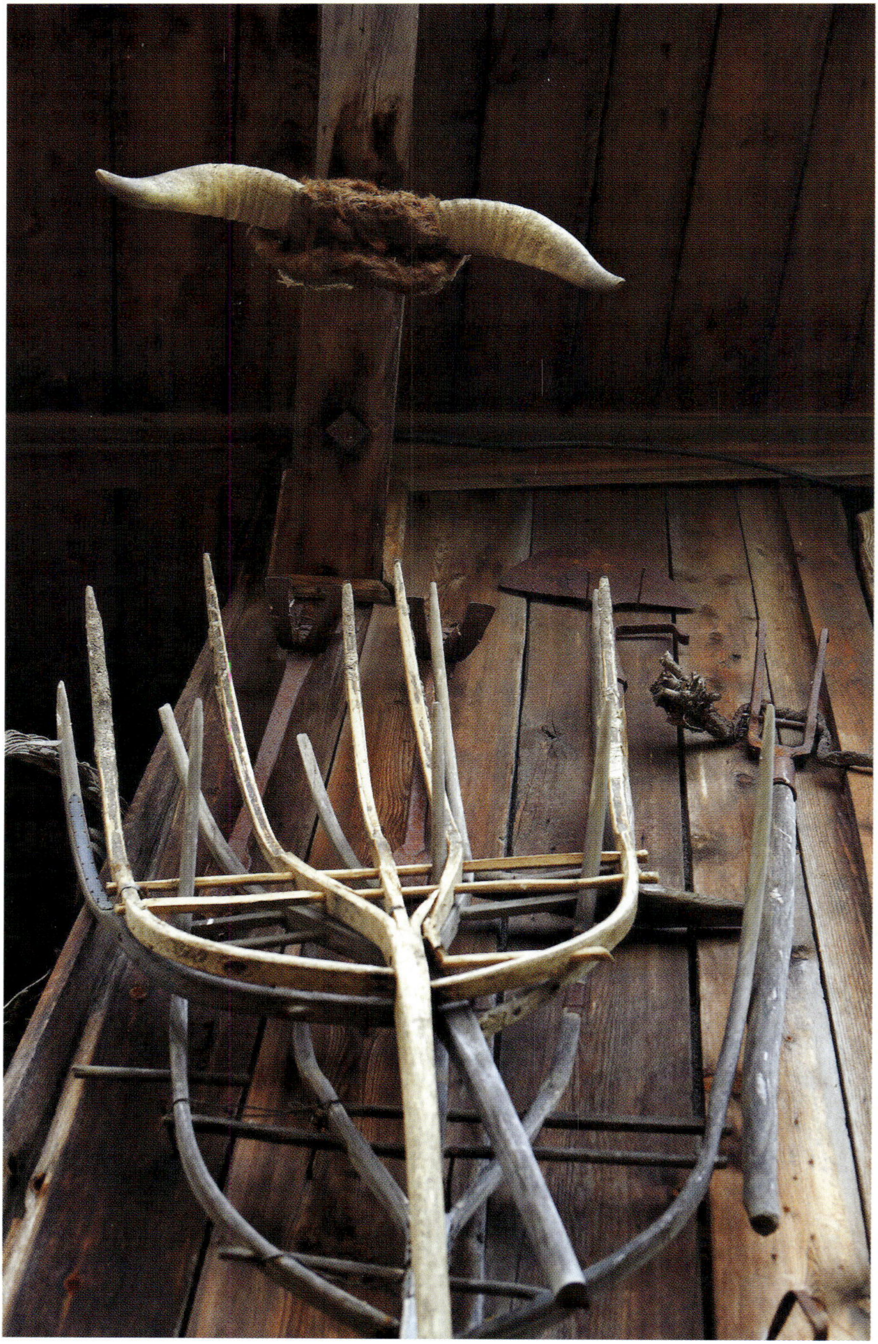

Bäuerliche Handwerkzeuge am Stall von Helmut Langer. Gar nicht so lange ist es her, dass mit diesen Geräten im Oberen Pinzgau noch gearbeitet wurde.

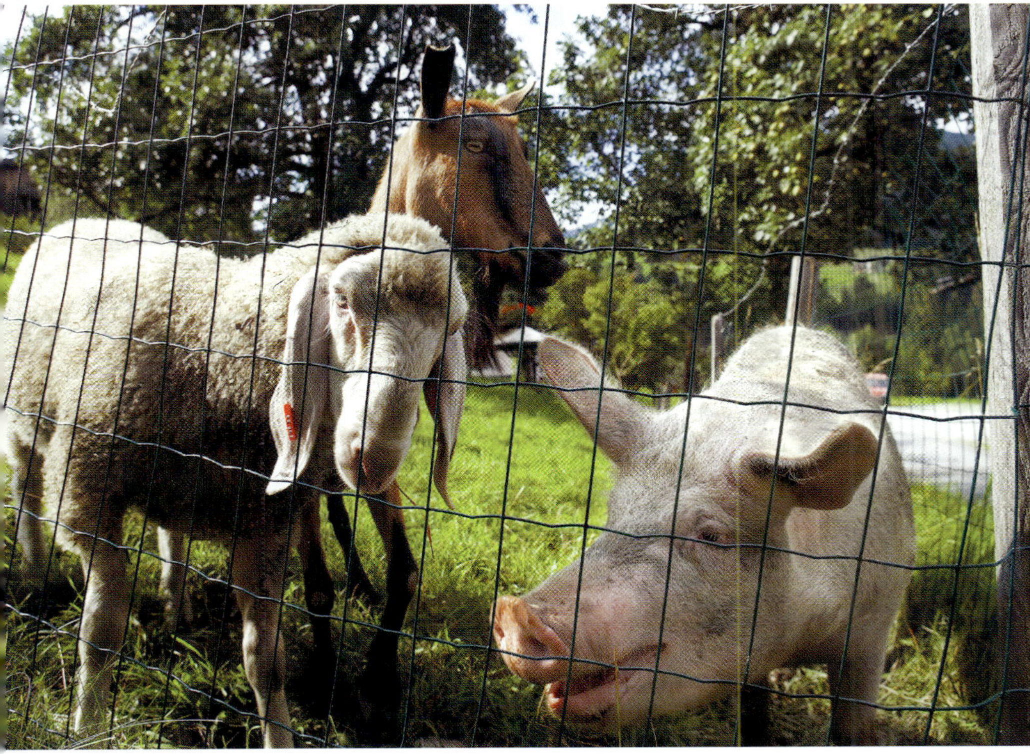

Ziege, Schaf und Schwein, dem der Schalk im Auge sitzt, friedlich vereint auf dem Hof von Helmut Langer.

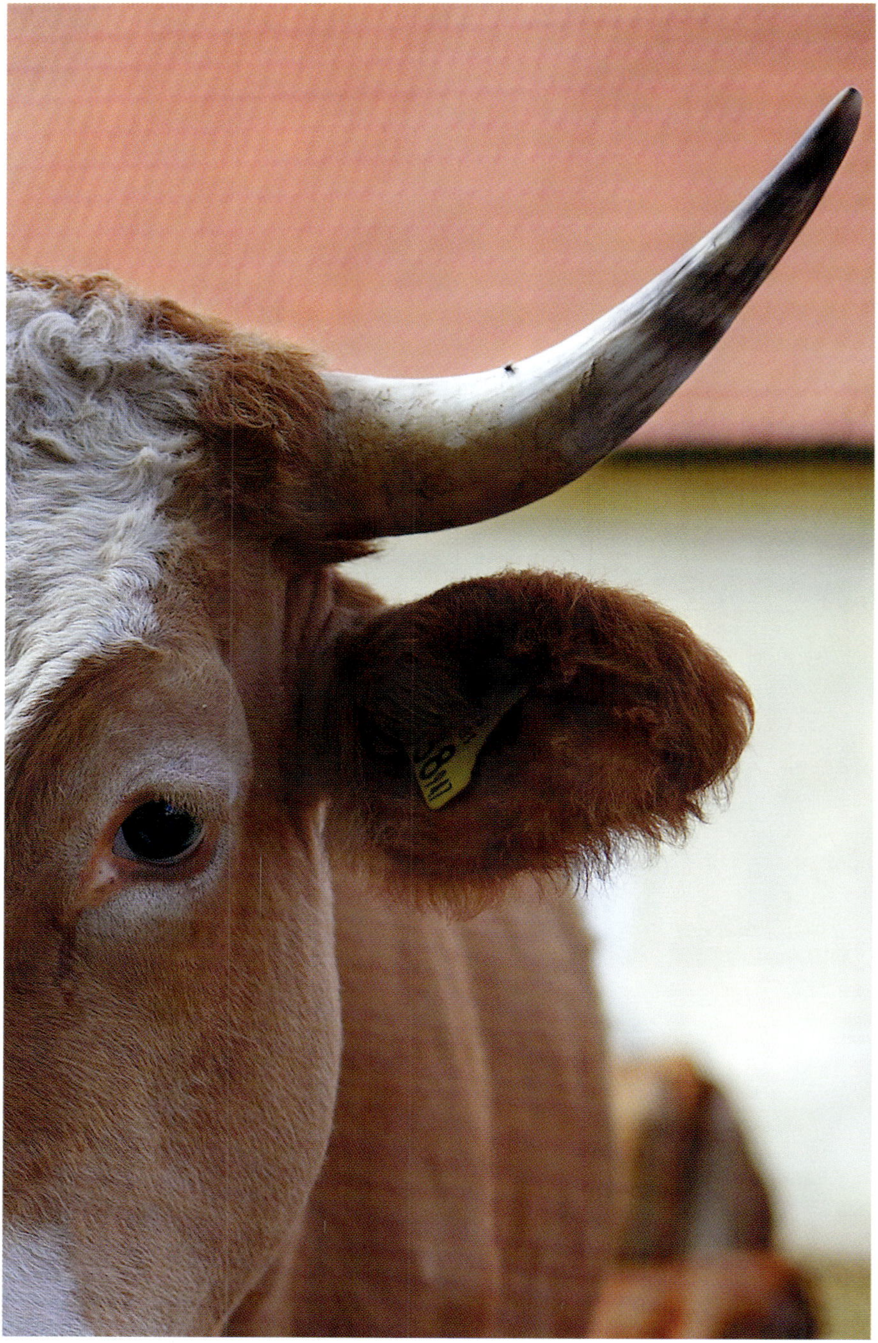

Das Glück, einer Kuh in die Augen zu sehen.

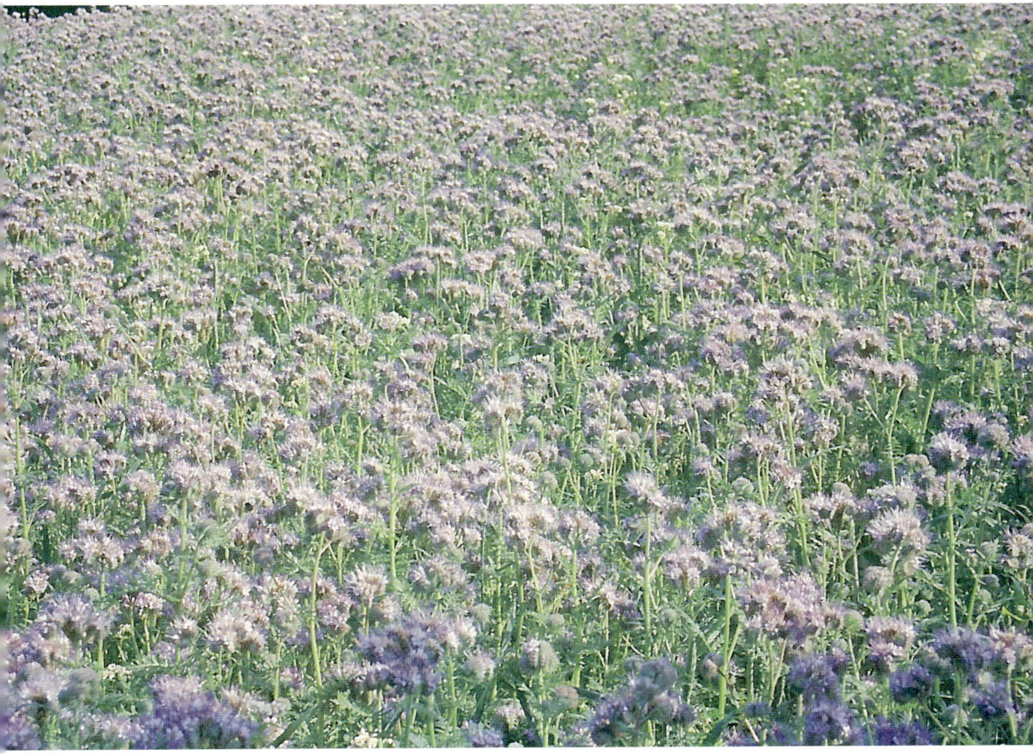

Ein Phazelien-Feld, wie es bei Alfons Piatti blühte und die Landschaft verzauberte.

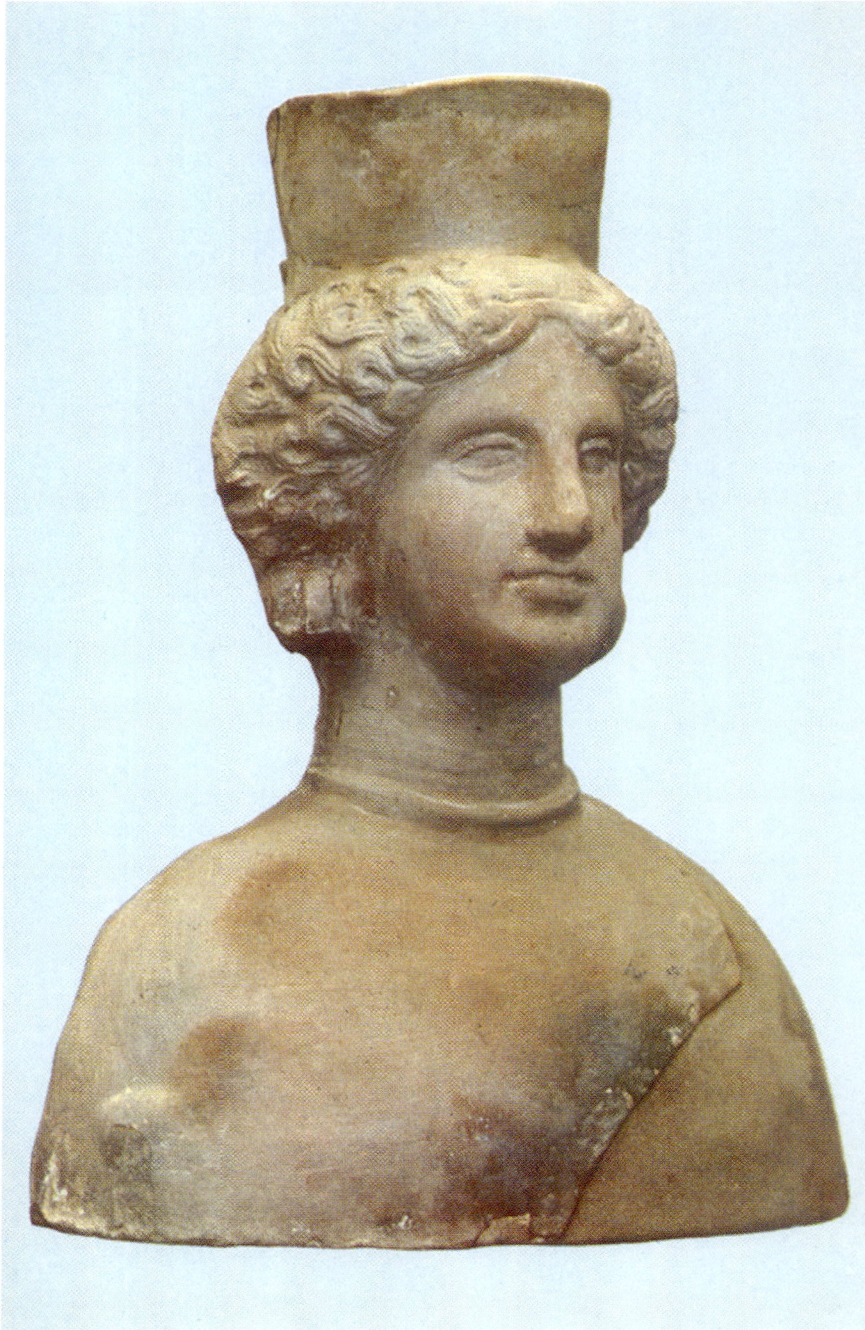

Göttin Demetra

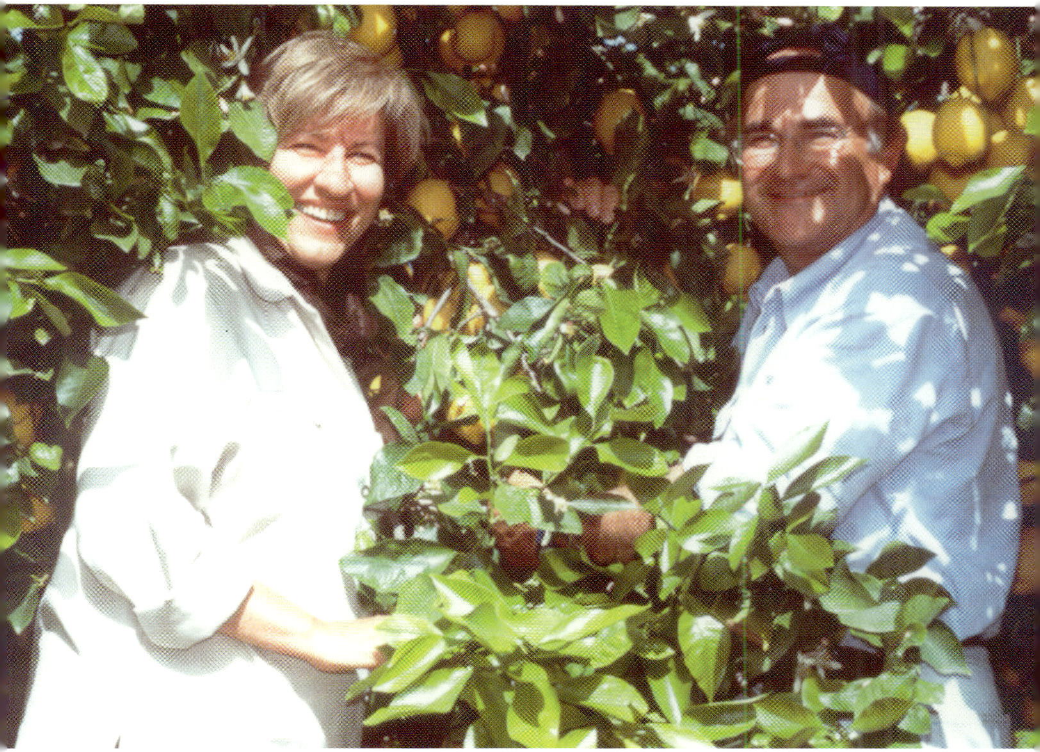

Concetta und Francesco im Zitrushain glücklich der Ernte entgegensehend.

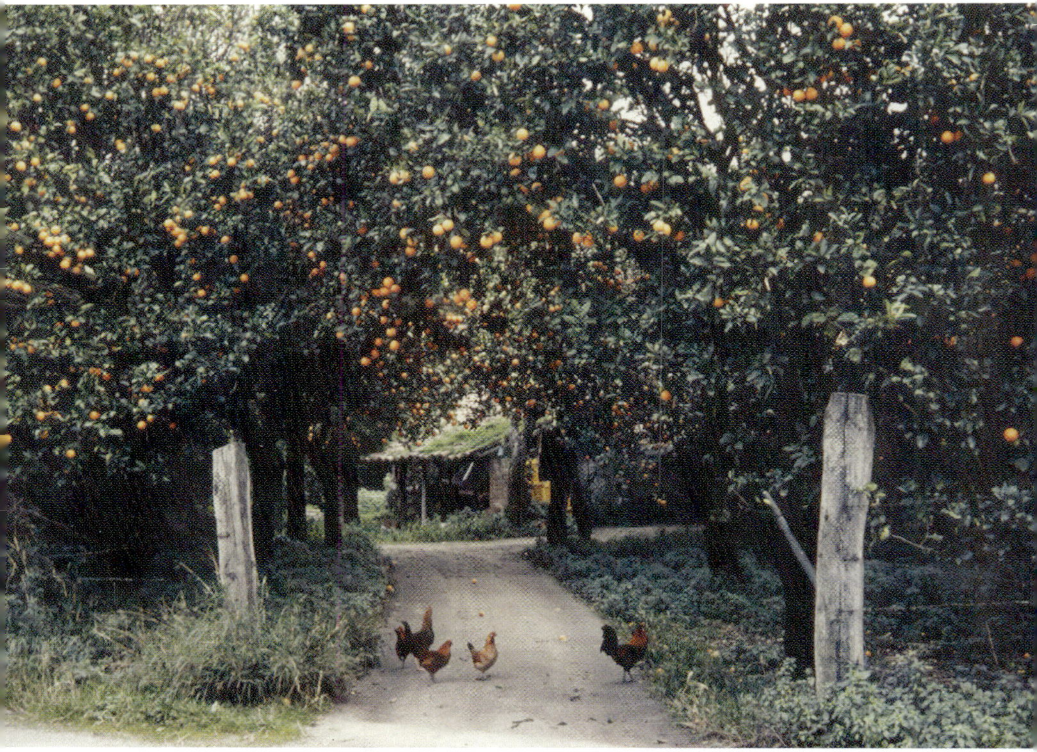

Der Hof Demetra bei Syracusa.

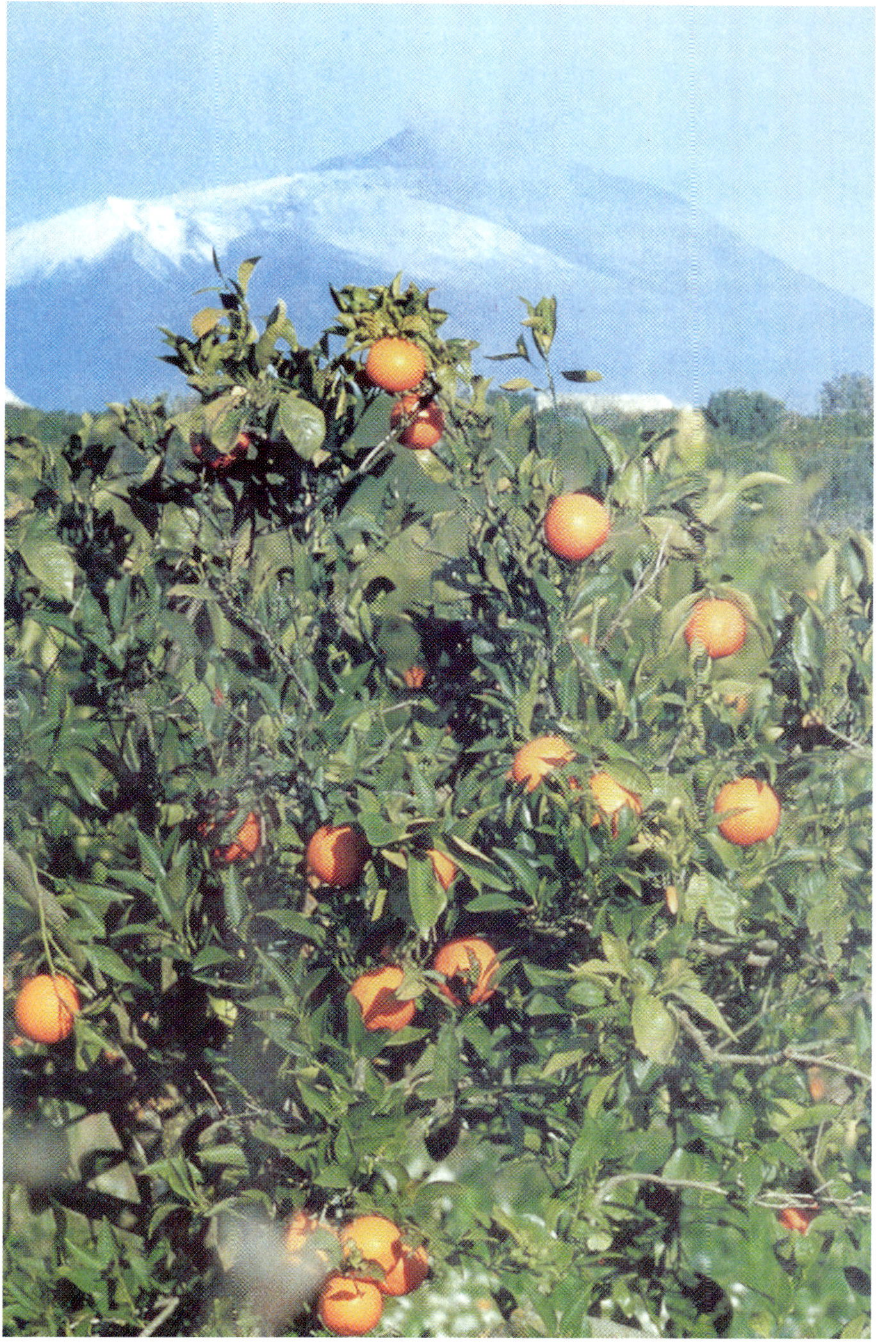

Tarocco-Orangen vor dem Ätna, der nicht nur die Landschaft bestimmt, sondern auch die Blutorangen ermöglicht.

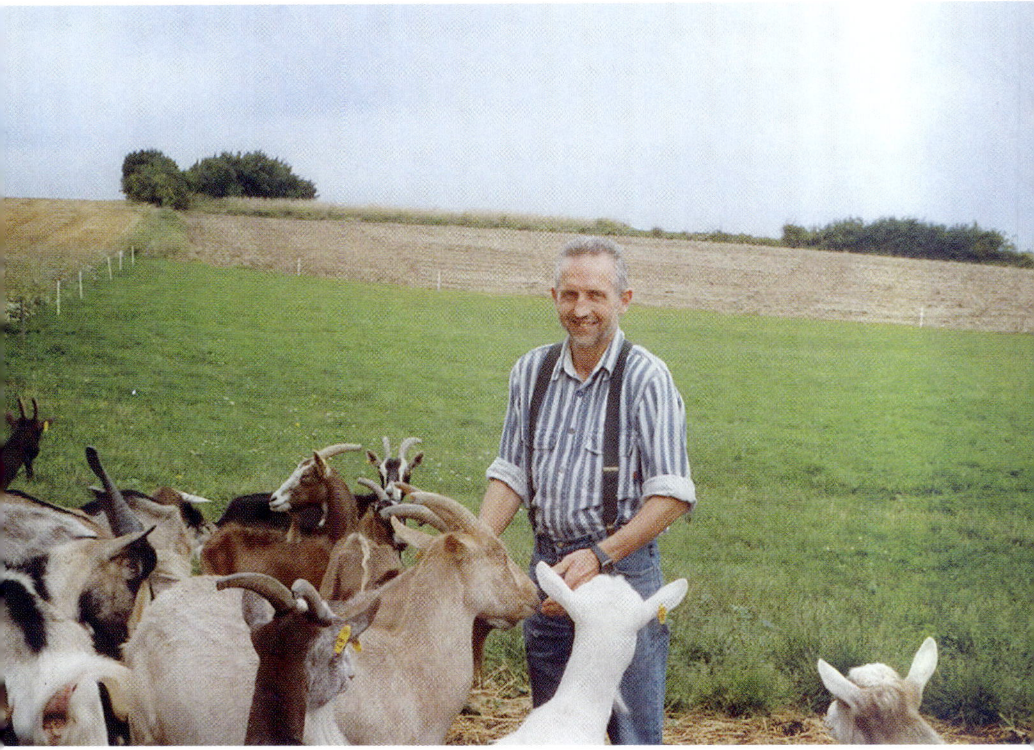

Markus Schörpf mit seinen Ziegen.
Die Ziegen sind zufrieden, und Markus ist glücklich.

Obige Daten lassen bezogen auf Iprodion folgende Schlussfolgerungen zu:

- Eine regelmäßige tägliche Überschreitung des ADI von Iprodion durch den Konsum von Erdbeeren, Salat oder Trauben scheint unwahrscheinlich.
- Mit gelegentlichen Überschreitungen des ADI durch den Konsum von Salat oder Trauben muss jedoch gerechnet werden – insbesondere bei Kindern.

Die Gesundheitsbehörden geben Entwarnung. Anlass zur Sorge bestehe erst dann, wenn der ADI über einen längeren Zeitraum regelmäßig überschritten werde. Denn der ADI bewerte die chronische Toxizität – also eine Wirkung, die erst bei regelmäßiger Aufnahme auftrete. Einmalige oder gelegentliche Überschreitungen des ADI werden daher toleriert.

Nun ist aber seit längerem bekannt, dass manche Pestizidwirkungen bereits bei einmaligem Konsum auftreten können. 1995 hat die WHO aus diesem Grund erstmals für ein Pestizid eine so genannte Akute Referenz-Dosis (ARfD) festgelegt, um das Gesundheitsrisiko bei einmaliger Aufnahme zu bewerten. Doch die Mühlen der Risikobewertung mahlen langsam. Von den mehr als 400 derzeit in der EU zugelassenen Pestiziden ist bis dato erst bei knapp einem Drittel untersucht worden, ob die Ermittlung einer Akuten Referenz-Dosis (ARfD) angebracht ist. Bei 59 Wirkstoffen erkannten die Behörden eine mögliche Gesundheitsgefährdung bereits durch einmaligen Konsum und legten daher eine ARfD fest. Im Falle des Iprodion fand die EU allerdings die Festlegung einer ARfD nicht für nötig. Interessanterweise waren die US-amerikanischen Kollegen da anderer Meinung und legten 1999 für Iprodion eine ARfD fest von 0,067 mg/kg.

Glaubt man den amerikanischen Gesundheitsbehörden, kann bereits der einmalige Konsum von Iprodion unsere Gesundheit gefährden. Und zwar bei einem Kind allein schon – bei Ausschöpfung der gesetzlichen Höchstmenge – mit einer einzigen Portion Salat oder Trauben (80 Gramm).

Kombinationswirkung von Pestiziden – der Cocktaileffekt

Eine Schwäche der herkömmlichen Risikobewertung ist, dass sie die Pestizide immer nur einzeln und isoliert ins Auge fasst. Indem wir im obigen Beispiel isoliert die Belastung durch Iprodion herausgegriffen haben, konnten wir in Anbetracht der realen Belastungssituation mit Iprodion Entwarnung geben, zumal wir gelegentliche ADI-Überschreitungen als unbedenklich definiert haben.

Betrachten wir auch den grau markierten Bereich in obiger Tabelle, dann sehen wir: Iprodion ist zwar eines der häufigsten Pestizide, aber doch nur eines unter über 200 Pestiziden, die in unseren Menüplan Eingang finden. Allein in Erdbeeren findet man 66 verschiedene Pestizidwirkstoffe. Eine durchschnittliche Erdbeere ist mit fünf Pestiziden belastet. Rekordhalter sind die Tafeltrauben, die mit bis zu 17 verschiedenen Pestiziden in einer Probe aufwarten konnten. Und auch Salat weist in der Regel Mehrfachbelastungen mit durchschnittlich 3,5 Pestiziden auf einem Salat auf. Das heißt, Iprodion ist im Regelfall nicht das einzige Pestizid in Salat. Überschreitungen des ADI oder der ARfD können daher auch von anderen Pestiziden herrühren.

Manchmal ist das Ganze mehr als die Summe seiner Teile. Ist es da nicht denkbar, dass die Kombination von zwei oder mehr Stoffen neue Wirkungsweisen hervorbringt, die keiner der Einzelsubstanzen zugeschrieben wurden, oder dass bekannte Wirkmechanismen eines bestimmten Stoffes durch die Einwirkung eines anderen Stoffes verstärkt werden? Solche Wirkzusammenhänge werden in der Tat durch zahlreiche wissenschaftliche Untersuchungen belegt. Ein Beispiel aus dem Alltag: Wenn die Wirkung von Alkohol durch die Einnahme von Medikamenten verstärkt wird, ist dies auch nichts anderes als eine Kombinationswirkung.

Derzeit beschränkt die „Schädlingsbekämpfungsmittel-Höchstwerteverordnung" nur die Höchstmenge für einzelne Pestizide. Der Summe der Pestizide in einem Produkt ist keine gesetzliche Schranke gesetzt.

Wie in Zukunft Kombinationswirkungen von Pestiziden im Rahmen der Risikobewertung erfasst werden können, ist Gegenstand der wissenschaftlichen Diskussion. Erst Anfang 2005 hat das EU-Parlament beschlossen, dass mögliche Kombinationswirkungen von Pestiziden bei der Festlegung von Höchstwerten zu berücksichtigen seien. Wie dies konkret umgesetzt werden kann, darüber sind sich die Experten noch nicht einig. Bleibt uns also nur zu hoffen, dass die vorgesehenen Sicherheitsspielräume bei der Festlegung der ADI-Werte ausreichend sind, um die fehlende Berücksichtigung von Cocktaileffekten „abzupuffern“ bzw. aufzufangen. Sehen wir uns also genauer an, wie der ADI bzw. die ARfD zustande kommen.

Die Risikobewertung

Die Risikobewertung geht davon aus, dass die meisten Giftstoffe ihre schädliche Wirkung erst ab einer bestimmten Menge ausüben.

Demzufolge sollte für jedes Pestizid eine akzeptable Menge zu definieren sein, die wir täglich ohne gesundheitliches Risiko über die Nahrung aufnehmen dürfen. Diese Menge wird als **akzeptable tägliche Aufnahme** bezeichnet und durch den ADI-Wert charakterisiert.

Ermittelt werden ADI-Werte in Fütterungsversuchen an Tieren, in denen diejenige Dosis des Schadstoffes ermittelt wird, bei der noch kein negativer Effekt beobachtet werden kann. Diese Dosis wird als **N**o **O**bserved **A**dverse **E**ffect **L**evel (NOAEL) in mg/kg bezeichnet (siehe Grafik).

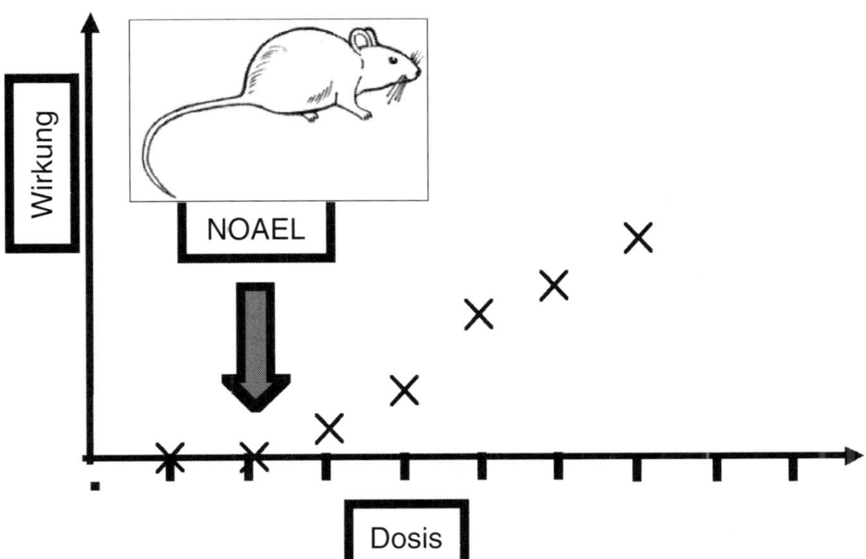

Am Beispiel Iprodion: Die regelmäßige Fütterung mit Iprodion hatte bei verschiedenen Versuchstieren zahlreiche ganz unterschiedliche Effekte hervorgerufen. Zwei dieser Effekte – die Krebs erregende Wirkung und die entwicklungsschädigende Wirkung – wurden zur Grundlage für die Festlegung eines ADI-Wertes bzw. einer ARfD (Akute Referenz-Dosis).

Krebs erregende Wirkung: Regelmäßige Fütterung von Ratten mit Iprodion führte zu Tumorbildungen im Fortpflanzungsapparat der männlichen Ratten. Die größte tägliche Dosis, bei der dieser Effekt noch nicht beobachtbar war, lag bei 6,1 mg/kg/d (Milligramm pro Kilogramm Körpergewicht und Tag). Diese Menge markierte somit den NOAEL in diesem Versuch. Sowohl die US-amerikanischen als auch die europäischen Behörden stützten sich für die Festlegung eines **ADI-Wertes** für den Menschen auf genau diesen NOAEL von 6,1 mg/kg/d.

Entwicklungsschädigende Wirkung: Eine weitere Beobachtung im Rattenversuch – aus der allerdings nur die US-amerikanischen Behörden Konsequenzen zogen – war die veränderte „ano-genitale Distanz“ bei männlichen Embryonen (das ist der Abstand zwischen Anus und Hodensack). Jene Menge an Iprodion, die diesen Effekt noch nicht auslöste, lag bei 20 mg/kg bezogen auf das Körpergewicht der trächtigen Ratte. Damit beträgt der NOAEL für diesen Effekt 20 mg/kg. Da es sich hier um einen entwicklungsschädigenden Effekt handelte und solche Effekte in der Regel keine regelmäßige Schadstoffeinwirkung voraussetzen, leiteten die US-Behörden aus diesem Effekt für den Menschen eine Akute Referenz-Dosis (ARfD) ab.

Vom Tier zum Mensch mit Faktor XY

Wie gelangen wir nun vom NOAEL, also jener Menge, die im Tierversuch noch keinen Effekt zeigt, zu jener Menge, die wir für einen Menschen als akzeptabel bzw. sicher ansehen?

Zum einen wird diese Menge auf das Körpergewicht eines Menschen hochgerechnet. In diesem Schritt vervielfacht sich die Menge natürlich (beispielsweise von einer 30 Gramm schweren Maus zu einem 60 kg schweren Erwachsenen um das 2000fache). Gleichzeitig wird durch so genannte „Unsicherheitsfaktoren" diese Menge wieder nach unten korrigiert. Unsicherheitsfaktoren berücksichtigen zumeist die Möglichkeit, dass der Mensch auf den betreffenden Stoff empfindlicher reagiert als das Versuchstier (Faktor 10) und dass manche Menschen eine deutlich höhere Empfindlichkeit aufweisen als der Durchschnitt der Bevölkerung (Faktor 10).

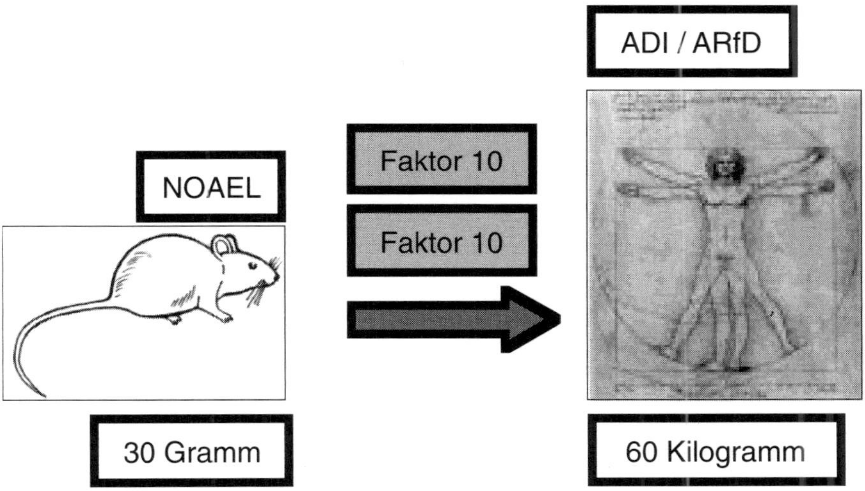

Am Beispiel Iprodion: Der NOAEL für die Krebs erregende Wirkung am männlichen Fortpflanzungsapparat ist 6,1 mg pro kg Körpergewicht und Tag. Dieser Wert war – wie schon erwähnt – für die EU gleichermaßen wie für die US-amerikanische Behörde Grundlage für die Festlegung eines ADI-Wertes für den Menschen. Während aber die EU-Behörde lediglich die Unsicherheitsfaktoren 10 x 10 anwendete, um zum ADI-Wert zu gelangen, schlug die US-amerikanische Behörde noch einen weiteren Faktor 3 drauf, um der besonderen Empfindlichkeit von Kindern Rechnung zu tragen. Der ADI der EU beträgt daher 0,06 mg/kg/d, während der entsprechende Wert in den USA bei 0,02 mg/kg/d liegt und um das Dreifache strenger ist.

Ein weiterer Unterschied: Der entwicklungsschädigende Effekt von Iprodion auf Rattenembryos war für die US-Behörde Anlass zur Festlegung einer Akuten Referenz-Dosis. Die ARfD beträgt 0,067 mg/kg. Im Gegensatz dazu hat die EU im Rahmen ihrer Wirkstoffprüfung bei Iprodion die Festlegung einer ARfD als nicht notwendig eingestuft.

Probleme der Risikoabschätzung

Dass die Kombinationswirkung von Pestiziden unberücksichtigt bleibt, ist möglicherweise das größte Manko der derzeitigen Modelle zur Risikobewertung von Pestizidrückständen.

Doch kämpft die Risikoabschätzung noch mit anderen Schwierigkeiten:

- Für manche Krebs erregende Stoffe gibt es keine ungefährliche Dosis. *Die Annahme, dass es eine akzeptable Aufnahmemenge gibt, unterhalb der keine Wirkung auftritt, trifft auf zahlreiche Krebs erregende Stoffe nicht zu; etwa auf Stoffe, die in der Lage sind, das Erbgut zu verändern. Hier birgt jede Belastung ein gewisses Krebsrisiko.*

- Tier und Mensch reagieren unterschiedlich auf Giftstoffe.

  Das Mesotheliom – eine an sich äußerst seltene Form von Brustfellkrebs – wird durch Asbest verursacht. Noch heute sterben jährlich tausende Europäer daran. Im Durchschnitt vergehen zwischen dem Kontakt mit Asbest und dem Auftreten der Krebserkrankung 30 bis 40 Jahre. Dass bei Ratten durch Asbest Mesotheliome nicht bzw. nur äußerst schwer ausgelöst werden konnten, trug dazu bei, dass das Verbot von Asbest jahrzehntelang hinausgezögert werden konnte.

- Langzeiteffekte werden im Tierversuch schwer erfasst, zumal Versuchsdauer bzw. Lebensspanne der Versuchstiere nicht mit der des Menschen vergleichbar ist.

  Zwischen auslösendem Ereignis und erstem Auftreten von Symptomen können etwa bei Krebs Jahrzehnte liegen. Ein Fütterungsversuch an Mäusen zur Ermittlung der chronischen Toxizität – also der Langzeitwirkungen von Pestiziden – dauert im Vergleich dazu nur ein bis zwei Jahre.

- Die höhere Empfindlichkeit von Kindern wird nicht ausreichend berücksichtigt.

  Der ADI und auch die ARfD beziehen sich auf das Körpergewicht. Allein diese Tatsache bedingt, dass Kinder empfindlicher auf Schadstoffbelastungen reagieren als Erwachsene. Die WHO stellte 2002 fest: „Kinder unter 10 Jahren sind am empfänglichsten für Erkrankungen, die durch Lebensmittel und Trinkwasser verursacht werden. Zu den möglichen Gesundheitsauswirkungen von Pestizidrückständen und Chemikalien aus Umwelt, Nahrung und Trinkwasser zählen Störungen des Immunsystems, hormonelle Störungen, neurologische Störungen und Krebs."

Denn Kinder sind keine kleinen Erwachsenen. Der sich entwickelnde Organismus ist um vieles verwundbarer. Eine Studie im Auftrag der niederländischen Gesundheitsbehörden untersuchte 2004 das besondere Risiko für Kinder, welches von Pestizidrückständen in Lebensmitteln ausgeht, und stellte fest:

- *Bezogen auf ihr Körpergewicht nehmen Kinder über die Nahrung, die Haut und die Atemwege größere Mengen Pestizide auf als Erwachsene.*
- *Der Magen-Darm-Trakt von Kleinkindern ist noch nicht voll ausgereift, so gelangen manche Schadstoffe leichter in den Organismus.*
- *Föten und Neugeborene verfügen noch nicht über ein ausgebildetes Enzymsystem, um chemische Stoffe umzuwandeln. Abbau und Ausscheidung von Giftstoffen erfolgen daher langsamer.*

Die Wissenschafter empfehlen daher die Einführung eines zusätzlichen Unsicherheitsfaktors für die Ermittlung von ADI und ARfD, damit auch die besondere Empfindlichkeit von Kindern Berücksichtigung findet.

Ein Pestizid – verschiedene Meinungen

Die amerikanische Gesundheitsbehörde US-EPA (US-Environmental Protection Agency) hat parallel zur WHO für zahlreiche Pestizide ADI-Werte festgelegt.[1] Bis zum Jahr 2000 gab es für insgesamt 146 Pestizide entsprechende ADI-Werte sowohl von der WHO als auch von der US-EPA. In nur 25 Fällen hat die WHO strengere Werte festgelegt als die US-EPA.

1 In den USA wird der ADI als „chronic Reference Dose" (cRfD) bezeichnet; der besseren Verständlichkeit wegen wird hier der Begriff ADI beibehalten.

Hingegen sind in 101 Fällen die ADI-Werte der US-EPA strenger als jene der WHO, in 13 Fällen sogar um das 100fache und mehr.

Wie wir gesehen haben, lagen der WHO und der US-EPA bei der Risikobewertung von Iprodion exakt die gleichen Daten vor. Diese Daten wurden jedoch unterschiedlich interpretiert. Die US-EPA verwendet in der Regel einen „Extra"-Sicherheitsfaktor zur Berücksichtigung der besonderen Empfindlichkeit von Kindern. Da weder EU noch WHO im Regelfall einen solchen Faktor anwenden, kamen beide bei der Beurteilung des chronischen Risikos von Iprodion zu einem dreifach „toleranteren" ADI-Wert als die US-Gesundheitsbehörde.

Unterschiedlich interpretiert wurde auch die entwicklungsschädigende Wirkung auf männliche Embryonen bei Iprodion-Fütterung der trächtigen Ratte. Die US-EPA sah sich veranlasst, eine Akute Referenz-Dosis (ARfD) festzulegen, während die EU dazu keine Notwendigkeit sah.

Die folgende Tabelle zeigt Beispiele von Pestizidwirkstoffen, deren Beurteilung durch US-amerikanische und europäische Behörden zu gravierenden Unterschieden führt:

Tabelle 4: Vergleich einiger ADI-Werte der US-EPA mit denen der WHO (bzw. EU)

	EUROPÄISCHE UNION		VEREINIGTE STAATEN	
	ADI [mg/kg/d]	Quelle, Datum	**ADI [mg/kg/d]**	Quelle, Datum
Pirimiphos-methyl	**0,03**	WHO, 1992	**0,00007**	US-EPA, 2000
Chlorpyrifos	**0,01**	WHO, 1999	**0,0001**	US-EPA, 1999
Deltamethrin	**0,01**	EU, 2003	**0,0001**	US-EPA, 1997
Parathion	**0,0006**	EU, 2001	**0,00003**	US-EPA, 1999
MANEB	**0,03**	WHO, 1993	**0,005**	US-EPA, 1997
Piperonyl-butoxid	**0,2**	WHO, 2001	**0,0175**	–
Chlorpyrifos-methyl	**0,01**	WHO, 2001	**0,001**	US-EPA, 1994
Methamidophos	**0,004**	WHO, 2002	**0,0001**	US-EPA, 2000

Wenn die EU eine Risikobewertung durchführt – etwa für die Festlegung neuer Höchstwerte –, nimmt sie, sofern vorhanden, ihre eigenen ADI-Werte oder die der WHO. Was aber käme dabei heraus, würde sie für Chlorpyrifos, Pirimiphosmethyl oder Deltamethrin die entsprechenden ADI-Werte der US-EPA verwenden? Ein Gedankenspiel:

Kopfkohl in Europa, mit einer legalen Rückstandsbelastung durch Chlorpyrifos von 1 mg/kg. Ein 13,5 kg schweres Kind dürfte täglich rund 120 Gramm davon konsumieren, sagt die WHO [ADI = 0,01 mg/kg/d (WHO, 1999)]. Ist nicht berauschend viel, macht aber eine regelmäßige ADI-Überschreitung unwahrscheinlich.

Kopfkohl in den USA, mit der gleichen Rückstandsbelastung durch Chlorpyrifos von 1 mg/kg. Der täglich erlaubte Konsum für unser Kind beträgt 1,2 Gramm.

Die Menge Chlorpyrifos auf einem Kohlkopf würde ausreichen, unserem Kind verteilt auf einen Zeitraum von 2 Jahren jeden einzelnen Tag zu einer ADI-Überschreitung zu verhelfen.

Was sagt die EU?

Die EU bringt jedes Jahr einen Bericht heraus, der die Pestizidbelastung von Obst und Gemüse in Europa widerspiegelt. Der letztjährige Bericht – er beinhaltete die Untersuchungsdaten aus 2002 – löste in manchen Mitgliedsstaaten rege Debatten über Sicherheit und Qualität landwirtschaftlicher Produkte aus.

Der Hintergrund: Seit 1996 müssen alle EU-Mitgliedsstaaten an so genannten „EU-koordinierten Monitoringprogrammen“ teilnehmen. Konkret heißt das, sie müssen eine genau vorgegebene Mindestanzahl von Obst- und Gemüseproben auf ganz bestimmte Pestizide hin untersuchen. Die Pestizide werden so ausgewählt, dass alle Untersuchungslabors imstande sind, diese nachzuweisen.

Der letztjährige Bericht führte für die gefundenen Pestizide in Obst und Gemüse auch eine Risikobewertung durch. Berücksichtigt wurde die chronische Giftwirkung bei regelmäßigem Verzehr und die akute Giftwirkung nach einmaligem Verzehr.

Eine regelmäßige Überschreitung des ADI würde durch keines der 41 untersuchten Pestizide verursacht, eine chronische Giftwirkung ist daher auszuschließen, ergaben die Berechnungsmodelle der EU-Kommission. Anders die Situation bei der akuten Pestizidwirkung, die wie folgt ermittelt wurde:

Für 15 der 41 untersuchten Pestizide existiert (bereits) eine Akute Referenz-Dosis (ARfD), welche von der EU oder der WHO festgesetzt wurde. Zur Risikobewertung für die akute Wirkung wurde für jedes Pestizid das jeweils am höchsten belastete Produkt herangezogen. Das Ergebnis:

- In 11 der 15 Proben, die einer Risikobewertung unterzogen wurden, war die ARfD überschritten.
- In 3 dieser Proben war sogar trotz Einhaltung der geltenden gesetzlichen Höchstwerte die ARfD überschritten.

Die Schlussfolgerung der EU-Behörde:

„Auf Basis dieser Ergebnisse aus der Abschätzung der akuten Aufnahme kann ein Risiko für die Gesundheit nicht ausgeschlossen werden, insbesondere für empfindliche Personengruppen."

Was sagt die Österreichische Behörde?

Wie ist das zu interpretieren, wenn die EU-Kommission sagt, ein „Risiko für die Gesundheit könne nicht ausgeschlossen" werden? Das heißt doch nicht gleich, dass Gefahr besteht? Lässt sich ein Risiko denn jemals ganz ausschließen?

Kritisch hinterfragt sollten auch unsere derzeitigen Modelle der Risikobewertung werden, insbesondere hinsichtlich ihrer Fähigkeit, das chronische Risiko richtig einzuschätzen. Stichwort: Kombinationswirkungen, Vergleichbarkeit Tier–Mensch etc. Der EU-Monitoringbericht birgt indes auch Positives. Denn die EU-Kommission versucht mit ihrem Bericht nicht, die Problematik von Pestizidrückständen zu bagatellisieren, sondern spricht sie klar und direkt an. Es scheint, als wäre sie entschlossen, einen offenen und transparenten Umgang mit diesem Thema zu wagen.

Verbesserungen lassen sich in der Regel erst dann erreichen, wenn die prinzipielle Notwendigkeit einer Veränderung einmal anerkannt wurde. Solange man versucht, zu beschönigen, wird kein Finger gerührt werden; womit wir schon beim österreichischen Umgang mit der Pestizidproblematik angelangt wären. Es macht den Anschein, als wäre das Klein- und Schönreden von Problemen hierzulande eine eigene Disziplin geworden, in der es sich gegenseitig zu übertreffen gilt.

Ein Beispiel: Die IGP (Industriegruppe Pflanzenschutz) hat 2003 erstmals die „IGP-News" herausgegeben, welche seither vierteljährlich erscheinen mit dem Ziel, *„über Themen aus dem Bereich des chemischen Pflanzenschutzes fundiert und sachlich zu informieren."* In der Praxis liest sich die Information so: *„Und tatsächlich finden sich Rückstände in Obst und Gemüse selten, Überschreitungen der Höchstwerte gar nur sporadisch."* Wie können die so etwas schreiben, fragt sich der informierte Leser. Die Antwort lässt nicht lange auf sich warten: *„Im Zuge des Lebensmittelmonitorings 2000 überprüften die Wissenschafter insgesamt 499 Proben der oben genannten Lebensmittel auf das Vorhandensein diverser Pestizide. Sie erhielten insgesamt 36.828 Einzeluntersuchungsergebnisse, 99,4 Prozent davon brachten das Ergebnis ‚kleiner als Bestimmungswert'"* (IGP-News 1/03). Wie war das nochmals? 99,4 Prozent unter der Bestimmungsgrenze? Wir nehmen an unter Berufung auf den offiziellen österreichischen Monitoringbericht?

Im derzeit aktuellen österreichischen Monitoringbericht kann man Folgendes nachlesen: *„Das bundesweite Lebensmittelmonitoring 2003 brachte für 99,5 Prozent (78.006) der insgesamt 78.403 Untersuchungen trotz zumeist niedriger Bestimmungsgrenzen das Ergebnis ‚kleiner als Bestimmungsgrenze'."*

99,5 Prozent der Untersuchungen mit dem Ergebnis „keine Pestizide"! Genau das würden Konsumenten sich wünschen. Leider ist dieses Ergebnis das Resultat eines ebenso einfachen wie genialen „Rechentricks", nämlich: Ich habe einen Apfel. Ich untersuche den Apfel mit einer Methode, die theoretisch 243 Wirkstoffe finden kann. Finde ich im Apfel ein Pestizid, dann sage ich nicht: „Ich habe im Apfel ein Pestizid gefunden". Nein! Stattdessen sage ich: „Ich habe im Apfel 242 Pestizide nicht gefunden!"

Wird diese phantasievolle Gestaltung auf alle Proben angewendet, kann die Untersuchungsbehörde sagen: 99,5 Prozent der Ergebnisse seien unter der Bestimmungsgrenze. Gleichzeitig werden aus eher bescheidenen 502 Proben, die österreichweit im Rahmen der Lebensmittelüberwachung 2003 untersucht wurden, stolze 78.403 Untersuchungen!

Auf der Homepage des Landwirtschaftsministeriums erfährt man zum Thema Pestizide nicht nur, dass sie „phytomedizinische Präparate" seien, die „im Akutfall gegen Pflanzenkrankheiten eingesetzt" werden. Wir werden auch informiert, dass Österreich zu den am besten kontrollierten Ländern gehöre und mit seiner Analysenkapazität im „europäischen Spitzenfeld" läge! Ebenfalls nachzulesen ist die erfreuliche Nachricht, der Pestizidverbrauch in Österreich nehme stetig ab. Doch leider zeigen die offiziellen Zahlen – diese werden vom selben Ministerium veröffentlicht –, dass der „Verbrauch an Pflanzenschutzmitteln in einem Bereich von ca. 3.400 t (+/– 200 t) pro Jahr stagniert" – so der 7. Umweltkontrollbericht im Wortlaut.

Auch weiß kaum jemand, dass im kleinen Bergbauernland und Feinkostladen Österreich seit Februar 2004 mehr Pestizide zugelassen sind als in Holland und Deutschland zusammen. Durch eine Änderung des Pflanzenschutzmittelgesetzes aus dem Jahr 2002 haben alle Pestizidzulassungen in Holland oder Deutschland automatisch auch Gültigkeit in Österreich; umgekehrt ist das natürlich nicht der Fall. Holland und Deutschland bestimmen nach wie vor selbst, welche Pestizide sie in ihrem eigenen Land zulassen, so wie auch die übrigen EU-Mitgliedstaaten, mit einer einzigen Ausnahme: Österreich.

Dabei haben österreichische Produkte in Europa immer noch einen hervorragenden Ruf. Sollten wir da nicht danach trachten, am europäischen Markt mit Qualität zu überzeugen? Die Nachfrage besteht, und sie wird wachsen, da die Konsumenten immer kritischer werden. Stattdessen scheint die Landwirtschaftspolitik auf eine Doppelstrategie zu setzen. Auf der einen Seite werden durch eine Gesetzesänderung hunderte Pestizide ungeprüft ins Land geholt. Auf der anderen Seite wird alles getan, um nach außen den Schein vom Feinkostladen Österreich zu wahren. Pestizide werden als phytomedizinische Präparate für den Akutfall dargestellt, deren Verwendung in Österreich unaufhaltsam zurückgehe. So sind Pestizidrückstände auf Lebensmitteln ein Randthema. Bei der Kontrolle von Pestiziden liegt Österreich im EU-Spitzenfeld!

Es ist zu befürchten, dass diese Strategie auf lange Sicht nicht zielführend sein wird und der österreichischen Landwirtschaft dadurch nachhaltiger Schaden entstehen kann. Dabei wollen nicht nur die Konsumenten Sicherheit und Qualität bei Obst und Gemüse. Auch die Bauern sind nicht nur daran interessiert, wirtschaftlich über die Runden zu kommen. Selbstverständlich wollen gerade auch sie, dass ihre Erzeugnisse qualitativ hochwertig und gesund sind. Eine vernünftige und zukunftsorientierte Landwirtschaftspolitik muss versuchen, hierfür entsprechende Rahmenbedingungen zu schaffen.

Anhand einer harmlosen, unscheinbaren Frucht, den Erdäpfeln, wollen wir sehen, was das im Einzelnen bedeutet.

Bis vor ein paar Jahren wurde der Boden, noch bevor die Saatkartoffeln gelegt wurden, begast, um die Fadenwürmer unter Kontrolle zu bekommen. Das ist nun verboten. Mit diesem Begasungsvorgang ist oft jedes mikrobische Leben auf den Feldern mitvernichtet worden.

Die Saatkartoffeln, die in die Furchen gelegt werden, sind mit einem systemisch wirkenden Insektizid gebeizt, das die Drahtwürmer und noch manches mehr zur Strecke bringt. Die jungen Pflanzen saugen das Gift auf, und für einige Zeit stirbt jedes Insekt, das an der Knolle oder an den Blättern frisst.

Dann kommt die Zeit, ein Herbizid zu spritzen, um das schon langsam wuchernde Unkraut zu vernichten. Wenn die Blätter der Erdäpfel aufeinander treffen, das wird Reihenschluss genannt, muss ein Fungizid gegen die Blattfäule bzw. Knollenfäule ausgebracht werden. Im Sommer wird dann etwa zwei Mal ein Insektizid gegen den Kartoffelkäfer angewandt. Ein Bauer erzählt: Ich betrete dann für fünf Tage meine Felder nicht mehr, nachdem ich dieses Gift gespritzt habe.

Im Frühherbst werden die Lagererdäpfel geerntet. Bei so viel Gifteinsätzen und der richtigen Menge Düngemittel ist die Wahrscheinlichkeit groß, dass der Bauer bis zu 60 Tonnen Erdäpfel je Hektar erntet. Die optische Qualität, die Farbe, die Schalenreinheit wird zufrieden stellend sein und uns Konsumenten erfreuen.

Nun werden die Erdäpfel gelagert. Alle, die nicht bis Allerheiligen verkauft worden sind, werden dann mit Chlorpropham behandelt. Chlorpropham ist ein keimhemmendes Mittel. Erdäpfel haben es an sich, nach einer gewissen Zeit Keime auszutreiben. Sie sehen, die industrielle Produktion von Lebensmitteln ist aufwändig, teuer und bedarf einiger Hilfsmittel.

Hans Ackerl, ein Bauer, der neben Getreide und Zwiebeln auch Erdäpfel anbaut, meint zu diesen Vorgängen lakonisch: „Ich dünge keine Pflanzen. Ich trage Sorge für ein gesundes Bodenleben, und ein gesunder Boden bringt gesunde Pflanzen hervor, die auch mit so genannten ‚Schädlingen' zurande kommen. Es ist wie beim menschlichen Immunsystem. Ist es intakt, gesund, wehrt es die meisten Bedrohungen ab. Was ist abträglich für das Immunsystem? Stress, ungesunde Lebensführung. Also gesunde ich zuerst den Boden."

In einer Handvoll Erde gibt es mehr Lebewesen als Menschen auf der Erde. 1 kg Humuserde enthält:

1 bis 100 Milliarden Bakterien und Pilze

10 Millionen bis 1 Milliarde Geißeltiere, Amöben, Wimperntiere

10.000–10 Millionen Rädertiere, Milben, Springschwänze

10–50 Millionen Tausendfüßler, Asseln, Käfer, Regenwürmer

Jedes Einzelne und jeder Einzelvorgang ist Teil eines umfassenden Lebenszusammenhanges. So leisten sie alle zusammen ihren Beitrag zu unserer Ernährung. Nur ein gesunder Boden trägt gesunde Früchte.

Greifen wir die Regenwürmer und ihren Beitrag für das gesunde Bodenleben auf. Regenwürmer sind ein Segen für die Bauern, die kein Gift an ihren Boden lassen. Sie sehen, welches dichte Leben sich im Boden abspielt. Dies zu erhalten, mehr noch, dies zu fördern, ist die Kunst der richtigen Agrokultur.

Auf einen Hektar Ackerboden scheiden zirka 1 Million Regenwürmer im Jahr 115 Tonnen Kot aus. Der Regenwurmkot enthält zehn Mal so viele Nährstoffe wie Kompost. Nun ist verständlich, warum das Angesicht des Bauern bei jedem Regenwurm, den er auf seinem Acker sieht, erfreut aufleuchtet. Ein kluger Landwirt pflegt daher das Bodenleben seiner Äcker mit Kompost, Stallmist, Gründüngung und einer mehrgliedrigen Fruchtfolge. Das stabilisiert den Boden, baut die Humusschicht auf und trägt wesentlich zur Wasserspeicherkraft des Bodens bei.

Böden, die verarmen, sind erosionsgefährdet. Sie können das Wasser nicht halten. Bei heftigem Regen kommt es häufig zu Murenabgängen. Diese Böden laufen auch Gefahr, zu versteppen.

Doch Hans, mein Freund, hat leicht reden, er ist ein Zauberer, ein Pflanzenzauberer. Ihm inmitten seiner Kulturen zu begegnen, seine Verbundenheit, sein Einssein mit den Pflanzen zu erleben, beeindruckt mich immer wieder aufs Neue.

„So wie die Sonne
die ganze Welt erleuchtet,
so erleuchtet der Herr des Feldes
das ganze Feld.“

Bhagavad Gita

Bei meinem letzten Besuch bei Hans lag das Getreide, die Halme der Nachbarsfelder nach den schweren Unwettern der Tage zuvor, samt und sonders am Boden. Es tat mir weh, dieses Elend zu sehen. Und er, mein Freund, stand mitten drinnen in seinem Feld. Kaum ein Halm war geknickt. Goldgelb, erntereif stand das Getreide da. Es war wunderbar anzusehen – eine vollendete Harmonie!

Diesem Augenblick beim Schreiben gerecht zu werden, ist kaum möglich. Es war schon später Nachmittag, ein Gewimmel verschiedenster Insekten – Bienen, Hummeln, vom nahen Bach kleine, große, grüne, blaue Libellen, Schmetterlinge in den abenteuerlichsten Farben und Zeichnungen – am Rande der Felder singende Grasmücken, ein Schwarm aufgeregter Stieglitze, Schwalben auf der Jagd nach Futter – eine unglaubliche Vielfalt, eine Fülle von Leben umgab uns. Alles war in Bewegung und tanzte um uns.

In meiner Sprachlosigkeit fiel mir ein Zitat von Isadora Duncan ein, das ich bei Bateson las: „Könnte ich ihnen sagen, was es bedeutet, dann bestünde kein Anlass, es zu tanzen.“

Ich stand da und verstand nichts und erfreute mich am Tanz um uns - herum. Ein einziger kosmischer Jubel!

Hans Ackerl verrichtet seine Arbeit mit dem Herzen. Einem Künstler gleich, lebt er im Intuitiven. Mit einer inspirierten Imaginationsfähigkeit begegnet er den Herausforderungen der Pflanzenführung. Mit seinem Herzen wendet er sich dem Boden und den Pflanzen zu, schaut auf das, was Not tut, und greift unterstützend ein. Das Herz reicht an Gründe, von denen das rationale Tun keine Ahnung hat. Hans werden die Wechselwirkungen der Naturzusammenhänge immer vertrauter.

„Müsset im Naturbetrachten
Immer eins wie alles achten;
Nichts ist drinnen, nichts ist draußen:
Denn was innen, das ist außen.
So ergreifet ohne Säumnis
Heilig öffentlich Geheimnis.
Freuet euch des wahren Scheins,
Euch des ernsten Spieles:
Kein Lebendiges ist ein Eins,
Immer ist's ein Vieles.“

J. W. Goethe

Das Wesen der Pflanze bleibt den meisten Menschen verborgen. Eine Pflanze bildet für jeden einsichtig mehr aus, als für die bloße Notwendigkeit der Erhaltungsfunktion notwendig wäre. Denken wir nur an den Reichtum der Blätterausformungen, die unendliche Vielfalt der Blütenformen und an die fast grenzenlosen Fruchtgestaltungen.

„Pflanzen werden aus den Lichtkräften des Weltalls gebildet. Jede Pflanze ist ein Abbild des Himmels“ – frei nach Rudolf Steiner. Jeder, der einmal ein blühendes Leinfeld sah, versteht Rudolf Steiner fraglos. Das eigene Erleben macht uns sicher.

Pflanzen bilden mit den sie umgebenden Insekten von den Käfern bis hin zu den Schmetterlingen, Hummeln, aber auch den Vögeln, kurzum der Fauna, eine kosmische Einheit.

Unweit von dem Ort, an dem wir stehen, blüht die Ragwurz. Einige Dutzend Formen von dieser Orchideengattung gibt es. Eine Hummelragwurz, Fliegenragwurz und so fort. Gerade diese Pflanze hat der Wissenschaft unzählige Rätsel aufgegeben und demonstriert so eindrücklich den Zusammenhang von Pflanze und Fauna. Es wurde beobachtet, dass sie nur von männlichen Bienen oder Wespen besucht wird. Beim Bestäubungsvorgang sind diese männlichen Hautflügler in einen merkwürdigen Taumel verfallen.

Die Ophrysblüte (Ragwurz) bietet keinen Nektar. Warum werden die weiblichen Insekten nicht auch angelockt? Rätsel über Rätsel. Die Lösung war dann einfach. Die Ophrysblüte sendet einen bestimmten Duft aus, der dem der weiblichen Hautflügler in ihrer geschlechtlichen Aktivität entspricht. Der Duft ist das Mittel der Fernanziehung. Erst in der Nähe wirken dann die Farben und das Muster auf die Insekten. Die Ophrysblüte ist für die Männchen bestimmter Hautflügler ein übermannender Begattungspartner. Sie berauschen sich und versuchen in der Blüte die Begattung auszuführen. Es scheint, dass die Ophrysblüte mit den männlichen Wespen ein Narrenspiel trieb und für die Verzauberung die Bestäubung bekam.

Dass Pflanzen über Duftstoffe kommunizieren, ist allgemein bekannt. Eine von Milben befallene Pflanze z. B. sendet den Duftstoff Methylsalicylat aus, und die nächsten Pflanzen werden nicht befallen, da dieses Signal Raubmilben anlockt. Pflanzen haben ihre Vorlieben, sie fühlen sich nahe oder sind gestresst, und sie kommunizieren mit ihrer Umgebung. Nur die wenigsten von uns machen sich an das Abenteuer, sie zu verstehen.

Wenn die Einsicht in die komplexen Zusammenhänge zwischen Landbau und Natur verweigert wird und der Bauer die vielfältige Kulturführung aus Rationalisierungsgründen aufgibt, führt das zur Einschränkung der Bodenfruchtbarkeit, Krankheiten treten auf, Schädlinge und Unkräuter bedrohen dann die Kulturen.

Bei diesen Störfällen in den endlosen Monokulturen unserer industriellen Bauern kommt Hilfe nur noch von der Chemiekeule. Ausrotten geht vor Verstehen. Wer hat noch Zeit und Muße, sich mit dem Eigentlichen, den Tatsachen des Lebendigen, dem Warum und Wieso auseinander zu setzen? So werden seit Jahrmillionen funktionierende Systeme mittels Gift ausgelöscht. Da sind wir wieder bei den ad-hoc-Anwendungen.

Zu den Tatsachen, dass die Pestizide immer komplexer geworden sind, um noch den erwünschten Erfolg erzielen zu können, meint mein Freund Hans: „Jedes Lebewesen, dem das Recht auf Leben genommen wird, radikalisiert sich. Es entwickelt Resistenzen. So wird es immer schwerer und teurer, den Störfällen Herr zu werden.“ Hans hat diesen Teufelskreis längst hinter sich gelassen, hat diesem ausweglosen Bauer-Sein den Rücken gekehrt. Sowohl seine Arbeitskraft als auch sein Geld hat er der blühenden Chemieindustrie entzogen. Er ist im Einklang mit seiner Arbeit und in Harmonie mit seinen Pflanzen. Er setzt auf Qualität, auf Lebensmittel-Qualität, im Wissen darum, dass dies die einzige Zukunftschance für die Bauern ist.

Auf seinem Boden erntet er nicht 60 Tonnen Erdäpfel am Hektar, wie die industriell arbeitenden Bauern. Er begnügt sich mit 20 Tonnen je Hektar. Er beutet weder den Boden noch die Pflanzen aus. Sie wissen – wegen dem Stress und dem Immunsystem. „Masse kann jeder produzieren. Damit will und kann ich nicht konkurrieren. Die Gesundheit meines Bodens, die Gesundheit der Pflanzen, die Harmonie von Pflanzen und Boden und die Gesundheit der Konsumenten sind mein Anliegen. Dem widme ich meine ganze Energie, und die Energie folgt der Aufmerksamkeit. Darum gedeiht mir alles ohne Industriedünger und Pestizide.“

Bis nach England werden seine Produkte nachgefragt. Ein stolzer Bauer. Ein erfolgreicher Bauer, einer mit Zukunft und Freude an seiner Arbeit.

Und wie steht es nun mit der Würde der Pflanzen? Haben Pflanzen eine Würde? Ja, Pflanzen haben eine Würde – es ist diejenige, die wir Menschen ihnen verleihen, gewähren! Wieder kommt es auf den Menschen an, jeden Einzelnen und unseren Respekt vor der Schöpfung.

> „Suchst Du das Höchste, das Größte?
> Die Pflanze kann es Dich lehren.
> Was willenlos ist, sei Du es wollend – das ist's!“
>
> F. Schiller

Der Duft der Metamorphose
oder
Schmerzt Sie der Sand in Ihren Augen?

Wir haben es längst aufgegeben zu verstehen, was mit unseren Lebensmitteln in der verarbeitenden Industrie passiert. Nur die wenigsten von uns haben eine Vorstellung, wozu Hilfs- und Zusatzstoffe dienen. Doch dass ohne Hilfs- und Zusatzstoffe noch Lebensmittel produziert werden könnten, scheint unmöglich zu sein. Bei jedem Lebensmittel begegnen wir ihnen. Sie sind aus unserem „täglichen Brot" nicht wegzudenken. Alle gemeinsam scheinen ja geradezu in aufreizender Art und Weise harmlos zu sein. Also beißen wir kräftig zu, es wird schon zu unserem Besten sein. Irgendwo wird eine ordnende Stelle sein, die genau prüft, was uns zuzumuten ist. Vertrauen wir und delegieren wir die Verantwortung für unsere Gesundheit an dieses anonyme Amt.

Falls Sie zu den Misstrauischen gehören, die mehr über diese „Harmlosstoffe" wissen wollten und sich Rat bei Experten holten, kann es Sie nach dem Gespräch nur gewundert haben, wie die menschliche Evolution ohne Lebensmittel verarbeitende Industrie und ihre „Wunderstoffe" überhaupt möglich war.

Das eigentliche Wunder ist jedoch, dass wir sind, wie wir sind, ohne von all diesen technischen Errungenschaften schon seit Jahrmillionen drangsaliert worden zu sein. Die Unbedenklichkeit vieler dieser Stoffe wird mit dem Argument untermauert: Unser Körper produziert sie zum Teil ja auch. Da sehen doch auch Sie ein, wie dumm die Erregung darüber ist, oder?

Einen roten Faden durch das Labyrinth der Hilfs- und Zusatzstoffe habe ich nicht, der müsste auch jeden Tag neu geschrieben werden. Doch eines weiß ich ganz genau: Es gibt niemanden, der gewährleisten kann, dass alle diese Stoffe und vor allem die Stoffe in ihren unterschiedlichen Kombinationen im Zusammentreffen mit unserer individuellen gesundheitlichen Disposition ungefährlich sind. Das ist meine erste Gewissheit!

Sind wir Konsumenten nur noch Experimentiermasse? Wir müssen sehr viel ausblenden, um zu glauben, dass zum Beispiel die drastische Zunahme der Allergien nicht mit unserem Essen in Verbindung zu bringen ist.

Bei vielen Hilfs- und Zusatzstoffen fehlen Langzeitstudien, doch ihr Einsatz wird von jenem anonymen Amt, dem wir die Verantwortung für unsere Gesundheit delegieren, als unbedenklich eingestuft.

Um Lebensmittel verkaufen zu können, müssen einige Prämissen erfüllt werden:

1. Sie müssen frei von Krankheitserregern sein.
2. Die Transportfähigkeit muss gegeben sein – sowohl vom Erzeuger quer durch Europa zum Handel als auch für Sie. Sie kaufen Lebensmittel an einem heißen Tag ein, besuchen mit Ihren Kindern ein Freibad, während die Lebensmittel in Ihrem aufgeheizten Auto liegen, und anderntags müssen die Produkte wie gewohnt schmecken.
3. In unserem Angebotssystem brauchen Lebensmittel eine lange Haltbarkeit, um das Abschreibungsrisiko für den Handel zu minimieren.
4. Nach all den Unwägbarkeiten müssen Lebensmittel immer noch so aussehen, dass uns der Speichel im Mund zusammenläuft, wenn wir sie sehen.

Meine zweite Gewissheit: Ohne Hilfs- und Zusatzstoffe können diese Versprechen nicht eingelöst werden.

Früher nannte man Lebensmittel auch Viktualien (lateinisch „vivere" – leben). Viktualien waren Stoffe, die ihrer Definition entsprechend in unverändertem, zubereitetem oder verarbeitetem Zustand vom Menschen zur Ernährung und zum Genuss verzehrt wurden. Das heißt, sie haben uns ernährt und uns dabei noch Genuss bereitet.

Die EU-Verordnung 178/2002 definiert Lebensmittel wie folgt: Lebensmittel sind alle Stoffe oder Erzeugnisse, die dazu bestimmt sind oder von denen nach vernünftigem Ermessen erwartet werden kann, dass sie in verarbeitetem, teilweise verarbeitetem oder unverarbeitetem Zustand von Menschen aufgenommen werden. (Artikel 2)

Sie sehen, in demaskierender Form wird im Zusammenhang mit Lebensmitteln auf den qualitativen Nährwert und Genuss verzichtet. Der Schritt vom handwerklich gefertigten Lebensmittel zur Massenware ist vollzogen. In der EU-Verordnung wird nur der Vollzug der heutigen Fertigungspraxis der Lebensmittel ausgedrückt.

Worin unterscheiden sich nun Viktualien und Massenprodukte? Anhand einiger simpler Grundnahrungsmittel möchte ich das exemplifizieren.

Brot

In dem Dorf, in dem ich aufwuchs, waren wir alle den Launen unseres Bäckers hilflos ausgeliefert. Ob er buk oder nicht und wann es frisches Brot gab, war nicht voraussehbar. Aber alle Versuche der Bäcker in den Nachbarsgemeinden, uns mit ihrem Brot zu versorgen, schlugen fehl. Ihre Zuverlässigkeit in der Zeit und die gleichmäßige Qualität überzeugten uns nicht, denn das Überraschende unseres Bäckers war: Wenn es dann Brot gab, war es von außerordentlichem Geschmack.

Im ganzen Land stellten die Bäcker auf Elektroöfen um, und mit den aufkommenden Backmischungen bekam das Gebäck und das Brot einen Einheitsgeschmack. Unser Bäcker war ein Berserker. Er mahlte den Weizen und Roggen noch selbst. Sein Backtriebmittel war der Sauerteig, dem er Zeit gab, und er knetete den Teig von Hand. Den Ofen heizte er mit Holz. Wenn er warm genug war, kam die Glut heraus und die handgeformten Brote hinein. Seine Zutaten waren Mehl, Wasser, Salz, Sauerteig und seine Laune. Heute noch, Jahrzehnte später, ist mir der himmlische Duft seines Brotes in der Nase, der hinreißende Geschmack noch im Gaumen. Das in der Bibel erwähnte Manna habe ich schon als Kind mit unseres Bäckers Brot in Zusammenhang gebracht.

Ich glaube, ich habe es nicht ein einziges Mal geschafft, das Brot unseres Bäckers mit der verführerischen Krume unbehelligt nach Hause zu bringen. Seitdem suche ich nach dem nämlichen Brot, und immer wieder aufs

Neue enthusiasmiert, unbelehrbar gehe ich unentwegt den Bäckern in die Falle.

Bäcker sind heute hoch qualifizierte Brot- bzw. Backtechnologen, die eine schier unendliche Fülle von Hilfsmitteln zur Verfügung haben. In unverpacktem Brot müssen die Zutaten sowie die Hilfs- und Zusatzstoffe nicht deklariert werden. Das heißt, wir erfahren nie und nimmer, was im Teig ist.

Brot zu backen ist ein industrieller Prozess geworden. Bei den meisten Bäckern liegen die Unterschiede nur noch im Maschinenpark und den Backmischungen. Viele arbeiten mit vorgefertigten Mehlmischungen, die alles beinhalten. Rationalisieren lautet auch hier das Zauberwort. Während mein Bäcker sich die Zeit für eine mehrstufige Sauerteigführung nahm und den Teig von Hand knetete, geht es bei vielen Bäckern ruck, zuck.

Lassen Sie mich nur einige wenige dieser in den Bäckereien verwendeten Zusatzstoffe und ihre technologische Wirkung bei der Verarbeitung und im fertigen Produkt beispielhaft anführen:

Dem Mehl ist meistens Ascorbinsäure (E 300) zugesetzt, um den Teig elastisch zu halten. Und was ganz wichtig ist: Ein mit Ascorbinsäure angereicherter Teig hält mehr Wasser. Gewicht bringt Geld, und Wasser kostet fast nichts.

Cystein, eine schwefelhaltige Aminosäure, wird dem Teig beigefügt, um die Mehlreifung zu beschleunigen und die Teigelastizität zu verbessern.

Lecithin (E 222), Mono- und Diglyzeride (E 471) oder Diacetylweinsäureester (E 472e) verbessern die Teigstruktur, die Gärtoleranz und sorgen für eine Vergrößerung des Volumens. Calciumsulfat (E516) beeinflusst die Teigquellung und verbessert die Teigelastizität.

Zitronensäure (E 330), Milchsäure (E 270) und Essigsäure (E 260), Calciumphosphat (E 341) und Natriumphosphat (E 339) werden als Säuerungsmittel eingesetzt und bewirken eine elastische Krume, das Brot wird gut kaufähig.

Um die Wasserbindung zu regulieren und das Brot länger frisch zu halten, werden Guarkernmehl (E 412) oder Johannisbrotkernmehl (E 410) eingesetzt.

Bei verpacktem Schnittbrot schließlich kommen noch Sorbinsäure (E 200) oder Propionsäure (E 280) zum Einsatz, um das Brot vor Schimmel zu bewahren.

Bei all diesen Hilfs- und Zusatzstoffen wurde natürlich nicht überprüft, was mit ihnen bei der technologischen Beanspruchung geschieht. Unterschiedliche Phosphate kommen zum Einsatz, die die fein abgestimmte Wechselwirkung in unserem Stoffwechsel beeinträchtigen. Der Teig muss sich der industriellen Geschwindigkeit anpassen, und dazu dient Calciumphosphat (E 341). Dieses setzt mit Natron Gasbläschen frei. Natrium-Pyrophosphat zerfällt bei ca. 60 °C, setzt dann gleichfalls in einer chemischen Reaktion mit Natron Kohlendioxid frei, und das bläst den Teig so wunderbar auf. Was bei Ihnen den Eindruck der hohen Backkunst erzeugt, ist schnöde Chemie.

E 341 steht weiterhin im Verdacht, Ungeziefer, wie Motten und Kornkäfern, den Garaus zu machen. Dieses Phosphat kann Backmischungen beigefügt sein. Was für Ungeziefer letal ist, muss für uns doch nicht bedenklich sein. Den Einsatzmöglichkeiten der Hilfs- und Zusatzstoffe ist kaum eine Grenze gesetzt.

Ein Auszug an Möglichkeiten, die ein Bäcker zur Verfügung hätte, wobei ich nicht behaupte, dass das Aufgeführte immer und überall zur Verwendung kommt:

Mehlbehandlungsmittel	
○ Ammoniumcarbonate	E 503
○ Diphosphate	E 450
○ Kaliumcarbonate	E 501
○ Kaliumphosphat	E 340
○ Kaliumtartrat	E 336
○ Kohlendioxid	E 290
○ Magnesiumcarbonate	E 504
○ Natrium-Kaliumtartrat	E 337
○ Natriumcarbonate	E 500
○ Natriumtartrat	E 335
○ Polyphosphate	E 452
○ Saures Natriumaluminiumphosphat	E 541
○ Triphosphate	E 451

Backtriebmittel	
○ Ammoniumcarbonate	E 503
○ Diphosphate	E 450
○ Kaliumcarbonate	E 501
○ Kaliumphosphat	E 340
○ Kaliumtartrat	E 336
○ Kohlendioxid	E 290
○ Magnesiumcarbonate	E 504
○ Natrium-Kaliumtartrat	E 337
○ Natriumcarbonate	E 500
○ Natriumtartrat	E 335
○ Polyphosphate	E 452
○ Saures Natriumaluminiumphosphat	E 541
○ Triphosphate	E 451

Trennmittel	
○ Aluminiumsilicat	E 559
○ Ammoniumcarbonate	E 503
○ Bentonit	E 558
○ Bienenwachs	E 901
○ Calciumaluminiumsilicat	E 556
○ Calciumcarbonat	E 170
○ Calciumferrocyanid	E 538
○ Calciumsilicat	E 552
○ Candelillawachs	E 902
○ Carnauberwachs	E 903
○ Diphosphate	E 450
○ Essigsäureester von Mono- und Diglyceriden von Speisefettsäuren	E 472a
○ Fettsäuren	E 570
○ Gemischte Essig- und Weinsäureester von Mono- und Diglyceriden von Speisefettsäuren	E 472f
○ Kaliumaluminiumsilicat	E 555
○ Kaliumcarbonate	E 501
○ Kaliumferrocyanid	E 536
○ Magnesiumcarbonate	E 504
○ Magnesiumoxid	E 530

○ Magnesiumsilicat	E 553a
○ Milchsäureester von Mono- und Diglyceriden von Speisefettsäuren	E 472b
○ Mono- und Diacetylweinsäureester von Mono- und Diglyceriden von Speisefettsäuren	E 472e
○ Natriumaluminiumsilicat	E 554
○ Natriumcarbonate	E 500
○ Natriumferrocyanid	E 535
○ Polyphosphate	E 452
○ Schellack	E 904
○ Siliciumdioxid	E 551
○ Talkum	E 553b
○ Thermooxidiertes Sojaöl mit Mono- und Diglyceriden von Speisefettsäuren	E 479
○ Triphosphate	E 451

Neben den vorhin angeführten Zusatzstoffen wird in der Bäckerei noch eine Reihe weiterer Hilfsstoffe aus verschiedensten Wirkstoffklassen eingesetzt, wie Stärke, Quellmehle, Teigsäuerungsmittel, Zitronensäure, Weinsäure, Milchprodukte, Zuckerarten (Dextrose, Maltose und andere), Speisefette und -öle und eiweißreiche Substanzen zur Stärkung des Klebergehaltes, also der Backeigenschaft des Mehles.

Für Fein- und Konditorbackwaren wird die Liste der erlaubten Zusatzstoffe noch länger. Die für die Bezeichnung charakteristische Geschmacksrichtung sollte sich zwar aus den Zutaten ergeben, Aromaverstärkungen sind aber erlaubt. Fruchtfüllungen, Glasuren und Verzierungen dürfen ohnedies aromatisiert werden. Bestimmte diätetische Lebensmittel enthalten zusätzlich künstliche Süßstoffe.

Fein- und Konditorwaren werden nicht chemisch konserviert, können jedoch Konservierungsmittel enthalten, die aus Ausgangsmaterialien, Beigaben oder Füllungen stammen. Bei eihaltigen Backwaren, wie Biskuit- und Sandkuchen, dürfen der Eigehalt bis auf 1/3 des Rezepturgewichtes verringert und stattdessen Emulgatoren verwendet werden. Für bestimmte Backwaren werden Sorbit als Feuchthaltemittel und Lösungen von Dextrinen oder Gummi arabicum als Glanzmittel verwendet. Früchtebrot enthält getrocknete Früchte, die in den meisten Fällen durch „schwefeln“ konserviert worden sind.

Füllmassen für Dauerbackwaren dürfen für die Erreichung einer bestimmten Beschaffenheit der Füllung Stabilisatoren, Geliermittel, Verdickungsmittel u. Ä. zugesetzt werden.

Salz- und Laugengebäck wird vor dem Backen mit Natronlauge behandelt, Makronen (Busserln) werden mit Lösungen von Verdickungsmitteln bestrichen, Patiencen mit Zuckercouleur gefärbt.

Verstehen Sie jetzt, warum ich noch immer auf der Suche nach dem Brot meiner Kindheit bin?

Käse

Vor ein paar Jahren kam ein französisches TV-Team, um einen Bericht über meine Arbeit anzufertigen. Die drei Herren haben eine Woche recherchiert, gefilmt und Menschen, mit denen ich zusammenarbeitete, interviewt. Am Ende der Woche kamen wir zu einem Abschlussgespräch zusammen, sie drückten mir mit viel Empathie ihre Hochachtung aus für die geleistete Arbeit. Als dann die Kameras ausgeschaltet waren, bekräftigten sie nochmals ihre Begeisterung – „mit einer Ausnahme“, meinten sie. „Und die ist?“ fragte ich. „Den Käse, den Sie produzieren lassen, konnten wir nicht essen. Ungenießbar. Wieso gibt es keinen Käse, der den Namen Käse verdient?“ Ihre Kritik traf einen schmerzhaften, wunden Punkt.

Mit der systematischen industriellen Fertigung der Käse, der „Käseimitate“, wie sie es verdienen, genannt zu werden, wurde die Käsekultur nachhaltig zerstört. Käse herzustellen ist eine hohe handwerkliche Kunst.

Heute haben die Maschinen die Künstler abgelöst, und das Ergebnis ist dementsprechend. Es ist leichter, Trüffeln zu finden als einen vollendeten Käse.

Ein guter Hartkäse muss mindestens neun, besser noch zwölf Monate reifen. Erst in diesem Alter entwickelt sich die wahre Qualität des Käses, das Aroma, die Gaumenherrlichkeit. Um einem Käse zwölf Monate Reifezeit zu geben, benötigt der Käser viel Erfahrung, Fingerspitzengefühl, das richtige Auge, ein der Arbeit zugewandtes Herz und viel Aufmerksamkeit.

Die erste Voraussetzung für das Gelingen, damit der Käse nicht reißt, ist die richtige Milch, keine „Blähmilch“.

Sonst ist nicht viel nötig, außer Lab aus dem vierten Kälbermagen, dem Labmagen. Die Milch wird weder pasteurisiert noch homogenisiert, so entwickeln die Bakterien eine Eigendynamik. Diese richtig zu handhaben ist die hohe Schule des Käsens. Der Käse muss jeden zweiten Tag gewendet und geschmiert werden. Das ist alles.

Bei der industriellen Produktion von Hartkäse geht es folgendermaßen zu:

Die Milch wird standardisiert. Das Milchfett wird entsprechend der F. I. T.-Stufe im Endprodukt eingestellt. Der Caseingehalt durch Zugabe von Magermilchpulver oder Ultrafiltrations-Retentaten erhöht. Die Kesselmilch wird pasteurisiert, auf ca. 30 °C gekühlt, in den Fertiger gepumpt und mit Labenzym, Käsereikulturen und gegebenenfalls Käsefarbe versetzt.

Statt Lab werden oft Labersatzenzyme wie Proteasen aus Schimmelpilzen (Pilzlab) oder gentechnisch gewonnenes „echtes" Lab verwendet. Neben den speziellen Käsereikulturen, die für die Gas- und Aromabildung zuständig sind, werden noch Säuerungskulturen (Starter) zugesetzt. Für Hartkäse sind das Joghurtkulturen, für Schnitt- und Weichkäse überwiegend Buttereikulturen.

Calciumchlorid ($CaCl_2$) dient zur Absicherung des Labgerinnungsvorganges, insbesondere bei Milch von Kühen mit Euterentzündung (Mastitis) und bei pasteurisierter Kesselmilch. Salpeter ($NaNO_3$; KNO_3) wird zur Bekämpfung von Clostridien-Fehlgärungen (Spätblähung) bei Schnitt- und Hartkäsesorten eingesetzt. Statt des Nitrats werden heute Lysozym (Enzyme) und Nisin (von Bakterien gebildeter Wirkstoff) zur Verhinderung von Fehlgärungen eingesetzt. Falls der Schnitt- und Weichkäse dunkler sein soll, wird β-Carotin, zumeist synthetischer Herkunft, zugegeben. In manchen Fällen färbt man nur die Käseoberfläche vor dem Verpacken.

Nach dem Dicklegen der Milch wird der Käsebruch bearbeitet. Nach der Caseingerinnung und „Ausdickung" (Gelverfestigung) wird die Bruchmasse in würfelähnliche Stücke, die Bruchkörner, geschnitten. Das erfolgt maschinell durch rotierende Rühr- und Schneidewerkzeuge. Je härter der Käse werden soll, umso kleiner die Bruchkörnung. Nach der Bruchausarbeitung im Fertiger (Ausrühren, Rasten, Nachwärmen) wird der Bruch gewaschen und kann geformt werden. Mittels Bruchpumpe wird das

Bruch-Molke-Gemisch in Dränageanlagen gepumpt, wo in Rotationssieben, Vorpresswannen oder kontinuierlichen Dränagesystemen die Trennung von Molke und Bruch erfolgt. Nach dem Formen wird der Bruch in Fahrtisch-, Tunnel- oder Reihenpressen gepresst.

Die geformten Käse kommen im Tief-, Horden- oder Regalsalzbad für Stunden bis Tage bei ca. 14 °C in ein Salzbad (~23%ige Kochsalzlösung). Damit es zu keinem Keimwachstum in der Salzlake kommt, werden Chemikalien zugesetzt (Natriumhypochlorit, Kaliumsorbat, Pimaricin), mit UV-Licht bestrahlt oder durch Mikrofiltration entkeimt.

Nach dem Salzbad wird rindenloser Käse in der Regel in Folien eingeschlagen und kartoniert bzw. in Großcontainer gelegt, bevor er in die Reifungsräume gebracht wird. Gewendet werden gleich ganze Paletten durch speziell ausgerüstete Gabelstapler.

Erlaubte Zusatzstoffe bei Hartkäse	
○ Calciumcarbonate	E 170
○ Cellulose	E 460
○ Magnesiumcarbonate	E 504
○ Calciumchlorid	E 509
○ Glucono-delta-Lacton	E 575
Bedingt zugelassene Konservierungs- und Antioxidationsmittel	
Sorbate, Benzoate und p-Hydroxybenzoate	
○ Sorbinsäure	E 200
○ Kaliumsorbat	E 202
○ Calciumsorbat	E 203
○ Benzoesäure	E 210
○ Natriumbenzoat	E 211
○ Kaliumbenzoat	E 212
○ Calciumbenzoat	E 213
○ Ethyl-p-hydroxybenzoat	E 214
○ Natriumethyl-p-hydroxybenzoat	E 215
○ Propyl-p-hydroxybenzoat	E 216
○ Natriumpropyl-p-hydroxybenzoat	E 217
○ Methyl-p-hydroxybenzoat	E 218
○ Natriummethyl-p-hydroxybenzoat	E 219

Andere Konservierungsmittel	
○ Nisin	E 234
○ Natamycin	E 235[1 2]
○ Lysozym	E1105
○ Kaliumnitrat	E 252
○ Aluminiumsilicat (Kaolin)	E 559

Ist der Käse dann fertig, wird er portioniert und wiederum in eine Plastikfolie eingeschweißt. Gegen diesen Plastikwahn habe ich mich immer gewehrt und diese Verpackung als „Verreckungsfolie" bezeichnet. Denn Käse sollte bis zum Verzehr ein lebendiges Lebensmittel sein.

Endprodukt gegen Endprodukt: Sechs Wochen gereift plus aller möglicher Hilfsmittel gegen zwölf Monate Milch, Lab, Salz. Der Vergleich macht Sie sicher, wagen Sie ihn.

Zu einer Jause gehört, neben einem kräftigen Brot und Käse, auch Wurst oder Schinken. Wie steht es mit denen?

Wurst

Auch bei der Herstellung von Wurst sind verschiedenste Hilfsstoffe notwendig, damit sie ansehnlich und appetitlich wird. Die rote Farbe von Wurst und Schinken erzeugt man durch Umrötehilfsmittel. Dazu wird der Zusatzstoff Nitrit in Form von Nitritpökelsalz verschiedenen Fleischwaren, z. B. Rohschinken und Rohwürsten, zugesetzt. Frisch geschlachtetes Fleisch ist an den Schnittflächen tiefrot, da sich der Luftsauerstoff am Blutfarbstoff Hämoglobin anlagert. Nach einiger Zeit kommt es durch Oxidationsvorgänge zu einer Grau- oder Braunfärbung, die sich durch erhöhte Tempera-

1 Darf 5 mm unter der Käseoberfläche nicht nachweisbar sein. Wie sieht das in der Praxis aus?

2 Natamycin – ein biologischer, von Mikroorganismen gebildeter Wirkstoff mit antibiotischer Wirkung gegen Hefe- und Schimmelpilze, der auch in der Humanmedizin zum Einsatz kommt. Bei Einnahme von beständigen Kleinmengen besteht die Gefahr der Resistenzbildung beim Menschen.

tur beschleunigt, etwa beim Kochen von Fleisch. Die rote Farbe kann durch Zugabe von Pökelsalz (Nitrat, Nitrit) künstlich erzeugt werden, da sich über mehrere Reaktionsschritte ein sehr stabiler, intensiv roter Farbstoff, das Nitrosylmyoglobin, bildet. Diese Umrötung wird durch Umrötehilfsmittel, wie Ascorbinsäure, und Säurestabilisatoren, wie Glucono-d-lacton, beschleunigt.

Nitritpökelsalz wird auch zur Konservierung verwendet. Es verhindert das Bakterienwachstum, vor allem das Auskeimen von Clostridium botulinum.

Nitrit kann aber mit den in Fleisch vorhandenen Eiweißbausteinen zu den Krebs erregenden Nitrosaminen reagieren. Die Entstehung solcher Substanzen wird vor allem beim Erhitzen des Fleisches gefördert. Deshalb ist die Verwendung von Nitritpökelsalz für Brat- und Grillwurst, Weißwurst etc. nicht erlaubt. Es wird davon abgeraten, Pökelware, besonders Schinken, aber auch Salami und Leberkäse zu grillen oder bei hohen Temperaturen zu braten. Berücksichtigen Sie das Ihrer Gesundheit zuliebe bitte immer!

Bei der Wurstherstellung werden auch Phosphate als so genannte „Kutterhilfsmittel" zugesetzt. Sie sind erforderlich, da heute nicht mehr wie früher schlachtwarme Tiere, sondern erkaltetes Fleisch verarbeitet werden muss. Die „Kutterhilfsmittel" erhöhen das Wasserbindungsvermögen, verleihen den Erzeugnissen eine höhere Schnittfestigkeit und verbessern die Farbe.

Milchzucker (Laktose) dient in Fleisch- und Wurstwaren als Reduktionsmittel und zur Unterstützung des Mundgefühls. Lactose fördert auch die Braunfärbung und Aromabildung beim Braten, z.B. bei Bratwürsten.

Der Geruch von Räucherschinken, Räucherlachs etc. löst bei uns die Vorstellung von handwerklich zubereiteten, langsam über Holzrauch geräucherten und gereiften Lebensmitteln aus. Doch längst nicht mehr alle Produkte werden langsam über Buchenholz geräuchert. Durch Verwendung von Raucharomen (oder Flüssigrauch) wird das Produktionsverfahren aus Kostenersparnis abgekürzt.

Die fehlende Zeit für die Aromabildung versucht man durch Verwendung von Reifebeschleunigern, wie Glucono-d-lacton u. a., aufzuholen.

Hatte früher das Räuchern den alleinigen Zweck, die Produkte haltbar zu machen – der Räuchergeschmack ergab sich dabei –, so sollen heute die Räucheraromen nur mehr die traditionelle Herstellungsweise vortäuschen. Sie haben keine konservierende Wirkung.

Die Reifephase einer Rohwurst dauert bei langsamer Reifung sieben bis acht Wochen, wobei vor allem in den ersten 3 Tagen durch fleischeigene Bakterienstämme Aroma- und Geschmacksstoffe gebildet werden und eine stabile Umrötung erzielt wird.

Schnell geräucherte Rohwürste brauchen zwei bis drei Wochen oder weniger, die Geschmacksbildung wird durch gezielt zugesetzte Bakterienstämme, Enzyme (Proteasen) und Reifungsbeschleuniger erreicht.

Es gibt immer wieder Fachleute, die vor Nitraten und Nitriten warnen. Nitrate und Nitrite sind Umweltgifte. Dessen ungeachtet darf dem Schinken, der Wurst bis zu zehn Mal mehr Nitrat beigesetzt werden wie zum Beispiel als Maximum der Rückstände im Wasser erlaubt ist. Das giftige Nitrat wird nicht nur zur Umrötung, sondern auch als Konservierungsmittel, unter anderem bei Schnittkäse, verwendet.

Joghurt

Nach diesen drei einfach zu produzierenden Grundnahrungsmitteln Brot, Käse und Wurst beenden wir die Jause mit einem Fruchtjoghurt.

Aromastoffe oder
Die Gehschule unserer Konditionierung

Haben Sie sich nie gewundert, wie Folgendes möglich ist: Wenn Sie Obst aus dem Kühlschrank nehmen, ist es geschmacksneutral. Öffnen Sie jedoch einen Fruchtjoghurtbecher, der frisch aus dem Kühlschrank kommt, strömt Ihnen ein intensiver Geruch, zum Beispiel nach Erdbeere, entgegen. Wie kommt das, da Aromen, wie jeder selbst erfahren hat, sich erst bei Zimmertemperatur entwickeln?

Ganz einfach, wir sind nun auf dem Felde der Täuschungen, der falschen Versprechungen. Die Jongleure der Illusionen haben das Zepter in die Hand genommen, und wir, wir hecheln hinterher, verfallen langsam, aber sicher in einen Dämmerzustand. Wie eine frische vollreife Erdbeere schmeckt, haben wir längst vergessen. Hätten Sie aber das Glück, einer frischen ausgereiften Erdbeere zu begegnen, welche Enttäuschung!

Mit den aufgepeppten Fruchtimitaten kann eine reale Frucht nie mithalten. Den aufdringlichen Geschmack, den Sie beim Essen eines Erdbeerjoghurts auf der Zunge haben, finden Sie in der real existierenden Erdbeere nicht wieder. In der Erdbeere begegnet Ihnen ein Tableau von 300 verschiedenen fein aufeinander abgestimmten Geschmackskomponenten. Da müssen Sie sich schon zurücklehnen, die Augen schließen, sich Zeit nehmen und diese Geschmackskaskade sich langsam im Gaumen entwickeln lassen. Mit der Erwärmung auf Körpertemperatur in der Mundhöhle breiten sich die Aromakomponenten von der Zungenspitze ausgehend langsam aus, und nach dem Schlucken, dem so genannten Abgang, bleibt ein Zauber an Vielfalt zurück. Sie haben sich der Lust des Genießens hingegeben. Ein Moment, an den Sie sich ein Leben lang erinnern werden können.

Für die Industrie ist das viel zu aufwändig, zu teuer, zu risikoreich. Jede Erdbeere schmeckt anders, das hängt vom Standort, dem Boden, der Intensität der Sonne, dem Wetter, der Sorte und dem Reifezustand ab. So werden die vordergründigsten Aromabausteine synthetisiert, und diese lösen bei Ihnen den umwerfenden Eindruck aus.

Beißend steigen sie in die Nase, geil und breit bemächtigen sie sich Ihrer Zungenspitze, breiten sich penetrant im Gaumen aus und hinterlassen beim Abgang ein schales widerwärtiges Gefühl. Aber das tut nichts zur Sache. Sie sind längst auf diesen Geschmack konditioniert und assoziieren fürderhin Erdbeergeschmack mit dieser ordinären Aufdringlichkeit. Diese Geschmackskeule finden Sie in der Natur selbstredend nicht wieder.

Verstehen Sie jetzt, warum die real existierende Erdbeere dem Imitat und Ihrer verfälschten Erwartung nie und nimmer standhalten kann?

Die Aromastoffe werden in drei Gruppen geteilt – natürliche, naturidente und künstliche Aromen.

Natürliche Aromen werden wieder in zwei Kategorien geteilt:

a) die von der realen Frucht stammen (FTNF – „From the natural fruit")
b) die aus Pflanzen, Blättern, Samen, tierischen Rohstoffen gewonnen werden.

Bei der Extraktion von Aromen können Lösungsmittel eingesetzt werden, deren Wirkung auf die Menschen noch nicht restlos geklärt ist: Das Lösungsmittel Methylenchlorid erzeugte im Tierversuch Karzinome, Hexan steht im Verdacht, ein Nervengift zu sein. Aromastoffe können Zusatzstoffe enthalten, die nicht deklariert werden müssen, jedoch ins Lebensmittel gelangen können, wie z. B. Benzylalkohol, Isopropanol, Äthylcitrate, Guarkernmehl oder Calciumorthophosphate.

Vanillin oder Von der Schweinemast zu unserer Konditionierung

Kinder lernen von ihren Eltern, welche Nahrung gut für sie ist und welche sie besser meiden sollen. Schon mit der Muttermilch, deren Geschmack sich ja mit der Speisenfolge der Mutter ändert, werden die Kleinkinder auf bestimmte Geschmäcker geprägt.

Dieses Prägeverhalten nutzt man auch in der Schweinemast aus. Da man Sauen normalerweise erst wieder decken kann, wenn die Ferkel entwöhnt sind, gibt man Aromen ins Futter der Sau, die auch in ihre Milch gelangen. Die neu geborenen Ferkel werden auf einen bestimmten Geschmack geprägt. Haben sie sich daran gewöhnt, wird das gleiche Präparat dem Ferkelfutter zugemischt, das nun viel früher verfüttert werden kann.

Dass das Gleiche auch beim Menschen funktioniert, zeigt ein Versuch, den das Sensorikunternehmen ASAP in München durchgeführt hat. Da über lange Zeit die Muttermilch-Ersatzpulver mit Vanillin, dem synthetischen Vanille-Imitat, versetzt wurden, ließ man 130 Jugendliche und Erwachsene zwei fast idente Proben eines handelsüblichen Ketchups vergleichen, bei denen eine Probe mit etwas Vanillin versetzt wurde. Kinder, die mit Flaschennahrung aufgezogen wurden, bevorzugten vier Mal so oft das vanillinhaltige Ketchup als jene Testpersonen, die als Säugling gestillt wurden. Das zeigt, dass wir Geschmacksrichtungen, auf die wir als Kleinkinder geprägt wurden, bis ins Erwachsenenalter treu bleiben. Und immer, wenn unsere Sinne nach einem Übermaß an Zuwendung verlangen, suchen und finden wir Heimat bei Vanillin.

Auch wenn die Hersteller von Säuglingsnahrung inzwischen auf diesen Aromazusatz verzichten, steigt der Bedarf an Vanillin ständig. Schließlich rundet das Aroma den Geschmack von Süß- und Backwaren, Speiseeis und Milchprodukten ab, es verfeinert Parfüm und wirkt sogar konservierend. Die jährliche Ernte an Vanilleschoten liefert etwa 20 Tonnen Vanillin. Jedes Jahr werden aber etwa 12.000 Tonnen des Aromastoffes verarbeitet. Das ist nur möglich, indem der hohe Bedarf mit chemisch oder enzymatisch nachgebautem Vanillin gedeckt wird. Zwar fehlen diesem synthetischen Vanillin die Begleitstoffe, die das echte Vanillearoma abrunden und ausmachen. Doch wer kennt noch den echten Vanillegeschmack?

À propos Kinder: Wundern Sie sich nicht, wenn Ihre Kinder Zappelphilippe sind. Es sind nicht die Gene, Sie haben sie nicht falsch erzogen, auch das familiäre Umfeld muss es nicht sein. Es können ganz einfach unterschiedliche Stoffe sein, die in ihrer Nahrung enthalten sind und die Hyperaktivität auslösen können. Vielleicht ist es auch nur die Kombination diverser Hilfs- und Zusatzstoffe, die Ihr Kind in den unterschiedlichsten Naschereien und Speisen zu sich nimmt. Außer dem lieben Gott weiß das niemand so genau.

Aber Sie haben ja die Zuständigkeit überantwortet, und nun lassen Sie uns gemeinsam hoffen, dass meine Befürchtungen maßlos übertrieben sind. Ihrer Gesundheit zuliebe. Inzwischen ließen Sie sich Ihren Geschmacks- und Geruchssinn von der Industrie längst enteignen.

Tausende dieser von der Industrie eingesetzten Aromastoffe haben Ihr sinnliches Wahrnehmungsvermögen völlig durcheinander gebracht. Die Industrie reicht Ihnen hilfreich die Hand und verspricht: „Vertrauen Sie uns durch das Chaos der Natur. Wir bieten Beständigkeit, ob es regnet oder schneit, die Ernte gut war oder nicht. Bei uns bekommen Sie immer denselben Geschmack.“

Übrigens, im einfachen Fruchtjoghurt begegnen Ihnen noch Pektin, Guarkernmehl, Eiweißanreicherungen, modifizierte Stärke und Zitronensäure. Zitronensäure kommt schon längst nicht mehr von der Zitrone, sondern aus auf Melasse gehaltenen Schimmelpilzen. Aspartam steht im Verdacht, bei gleichzeitigem Süßwarenkonsum das Nervensystem zu beeinträchtigen.

Süßstoffe oder Die Leimruten der Light-Produkte

Künstliche Süßstoffe in Light-Produkten, wie Acesulfam K (E 950), Aspartam (E 951), Cyclamat (E 952), Isomalt (E 953), Lactit (E 966), Maltit (E 965), Mannit (E 421), Neohesperidin DC (E 959), Saccharin (E 954), Sorbit (E 420), Thaumatin (E 957) oder Xylit (E 967), ersetzen den Zucker, helfen aber nicht beim Abnehmen, sondern können sogar den Appetit anregen.

Nicht umsonst – verzeihen Sie die Analogien mit den Schweinen, sie sind uns so ähnlich – werden auch in der Schweinemast die Futtermittel mit künstlichen Süßstoffen versetzt, damit die Tiere mehr davon fressen. Daher findet man z. B. Saccharin in der Futtermittelverordnung unter „Appetitanregende Stoffe".

Was passiert, wenn wir etwas Süßes auf unserer Zunge schmecken? Im Laufe unserer Evolution haben wir gelernt, dass „süß" immer auch Zucker (Fructose, Glucose) in unserer Nahrung bedeutet. Zucker geht sehr schnell ins Blut über, der Blutzuckerspiegel muss aber in engen Grenzen geregelt werden, da sowohl Über- als auch Unterzuckerung für den Körper gefährlich ist. Daher schüttet die Bauchspeicheldrüse sofort Insulin aus, sobald wir Süßes schmecken, um den aufgenommenen Zucker zu verarbeiten.

Wenn wir Nahrungsmittel essen, die mit künstlichen Süßstoffen gesüßt wurden, löst das genauso die sofortige Insulinausschüttung aus, da der Körper Zucker erwartet. Das Insulin beginnt, den im Blut vorhandenen Zucker abzubauen, da aber durch die Nahrung kein Zucker nachgeliefert wird, sinkt der Blutzuckerspiegel ab. Ein niedriger Blutzuckerspiegel ist ein Hungersignal, auf das der Körper mit Appetit auf Süßes reagiert. Statt Kalorien zu sparen, steigern wir also unseren Appetit auf kalorienreiche Süßspeisen.

Natürlich lernt der Körper, wenn er ständig mit Süßstoffen „betrogen" wird, und schüttet auf den Süßreiz nicht sofort Insulin aus. Hier kommt aber die zweite natürliche Reaktion auf Süßes ins Spiel. Das ausgeschüttete Insulin bewirkt auch einen Anstieg des Glückshormons Serotonin im Gehirn. Dieses ist auch der Grund dafür, dass wir uns so gut fühlen, wenn wir etwas Süßes essen. Wenn aber beim Essen von Süßstoff-Süßem die Insulinausschüttung unterbleibt, steigt auch unsere Stimmung nicht, die wir erst wieder mit Schokolade oder Torte anheben müssen.

Haben Sie jetzt eine Vorstellung, welch einen Cocktail an Unwägbarkeiten Sie bei einer einfachen Jause von Brot, Käse, Wurst und abschließendem Fruchtjoghurt zu sich nehmen?

Um die 70 Prozent Ihrer Lebensmittel kommen von der verarbeitenden Lebensmittelindustrie. Wir haben nur vier Grundnahrungsmittel herausgenommen.

Wenn Sie noch Zeit finden und Muße haben, sich selbst an den Herd zu stellen, so entgehen sie den Stabilisatoren, um das Essen und den Geschmack zu fixieren, den Emulgatoren, die verbinden, was die Natur scheidet, den Antioxidantien, die den Oxidationsprozess der Speisen verhindern, den Konservierungsmitteln – Sie müssen ihr frisch Gekochtes nicht vor dem Verderben schützen – und den widerwärtigen Geschmacksverstärkern, wie Glutamaten, die bei mir heftigste allergische Reaktionen und Kopfweh auslösen. Sie benötigen beim Selbstkochen auch kein Methianol, 2-Phenylethanol oder Di-2-Propenyldisulfid, da Sie doch Zwiebel und Knoblauch, aus der Natur kommend, zum Braten zufügen.

Je tiefer wir uns in dieses Thema einlassen, umso offensichtlicher wird: Die Lebensmittel verarbeitende Industrie hat sich unsere Lebensmittel angeeignet und uns Konsumenten zu blökenden Schafen abgerichtet.

Ideen sind wie Rhizome. Einmal in die Welt gesetzt, wird man ihrer nicht mehr Herr. Unter dem Pflaster breitet sich das Wurzelwerk der Rhizome aus, um dann völlig überraschend und zur Fassungslosigkeit mancher in den unterschiedlichsten Gärten zu erblühen. So ist es auch mit manchen, längst tot geglaubten Ideologien, wie z. B. der des Kommunismus.

Welch merkwürdige Metamorphose macht dieses Gebilde durch, plötzlich erscheinen die Säulen des Kommunismus als Leitstern, als Apotheose der Lebensmittel verarbeitenden Industrie. Reiben Sie ruhig Ihre Augen, doch es lässt sich nicht leugnen.

I. Postulat: Alle sind gleich.	Das ist exakt das Tun der Lebensmittel verarbeitenden Industrie. Alles ist gleich, schmeckt gleich, und wir werden unserer sensorischen Fähigkeiten, einem Aspekt unserer Individualität, beraubt.
II. Postulat: Die Partei hat immer Recht.	Die zur Verfügung stehende Technologie ist das Maß aller Dinge. Sie gibt vor, wie zu verarbeiten ist, und was auch immer geschieht, es ist zu unserem Besten. Wir sind gut aufgehoben. Habt Vertrauen, wir wissen, was wir tun.
III. Postulat: Die Propaganda stellt die Wirklichkeit her und sorgt dafür, dass die Menschen das von der Partei Propagierte für die Wirklichkeit halten.	Der Werbeetat und die Werbemaschinerie sorgen für die Markendifferenzierung und Markenpenetrierung, auf dass die Marke Sie glauben macht, das Produkt XY sei völlig anders als das gleich und gleich schmeckende von YX. Alles ist auf Täuschung angelegt – der tägliche Sand in Ihren Augen.
IV. Postulat: Hoch die Internationale.	Die Globalisierung ist die heilige Kuh der Zeit. Egal, ob Sie in New York, Gramatneusiedl oder Shanghai sind, es ist überall das Gleiche. Es schmeckt gleich, es riecht gleich, es hat die gleiche Konsistenz. Sie müssen sich nie an etwas Neues gewöhnen, die antrainierte Qualität, die Lebensmittel-Qualität, auf die Sie konditioniert sind wie der Pawlow'sche Hund, verlässt Sie nie. Wo Sie auch sind, Sie können sich darauf verlassen. So haben auch Sie noch einen Freund fürs Leben gewonnen.

Wir sind alle von der Arbeit Gezeichnete!

Warum vergessen wir beim Einkauf von Lebensmitteln, wie hart wir für unser Geld arbeiten müssen? Haben wir nicht eine außerordentliche Anstrengung verdient? Haben wir nicht verdient, dass die Hersteller ihre Rezepturen mit Rücksicht auf unsere Gesundheit entwickeln?

Warum nehmen wir uns und unser Leben nicht ernst? Warum lassen wir zu, dass unsere Bedürfnisse tagtäglich mit den Füßen getreten werden? Warum verraten wir unsere Bedürfnisse?

Warum mutet man uns diese aufgemascherlte Täuschungssuade zu? Warum nehmen wir sie einfach unwidersprochen hin? Warum schlucken wir alles runter?

Warum lassen wir uns diese ausufernde Menge von Hilfs- und Zusatzstoffen aufzwingen, über deren Wirkung es viel zu wenig Langzeitstudien gibt – vor allem von den Zusatzstoff-Kombinationen und den technologischen Beanspruchungen, wie Erhitzen, Gefrieren und vieles mehr?

Warum lassen wir zu, dass ständig versucht wird, uns zu konditionieren, zu indoktrinieren? Warum verkommen wir zur Manövriermasse? Brauchen wir wirklich einen „großen Bruder", der uns zeigt, wo es langgeht?

Warum ist der Handel nicht Anwalt unserer Interessen?

Warum strengt sich niemand für uns und unser Geld an? Warum mehren wir deren Reichtum? Sie alle leben ausschließlich von uns: die Lebensmittel verarbeitende Industrie, der Handel, die Grundstofferzeuger, die Bauern, die Saatgutkonzerne, die Dünge- und Spritzmittelerzeuger, die Pharmaunternehmen, die Verpackungsindustrie, die Distributeure, die Autobahngesellschaft, die Mitarbeiter aller aufgeführten Firmen und der Staat, dem die Umsatzsteuer je verkauftem Produkt abgeführt werden muss.

Auch wenn ich nicht zur Zunft der pathologischen Weltverschwörungstheoretiker gehöre, frage ich mich, wohin das alles führen soll? Für wen oder wofür ist es gut? Wer profitiert von diesem Treiben? Wir Konsumenten sicher nicht.

Einer Krake gleich legen sie sich über den Erdball, eignen sich eines nach dem anderen an und wollen uns allen ihren Stempel aufdrücken. Zuerst berauben sie uns unseres Essens, indem alles gleich gemacht wird, dann gehen wir unserer Wahrnehmung verlustig, es ist ja alles gleich. Das heißt, wir werden unfähig, zu differenzieren, sind auf dem Weg zu alles hinnehmenden, resignierten und gleichgültigen Konsumenten, die leicht steuerbar sind. Auch wenn es im Moment übertrieben erscheint, die ersten Pfeiler sind unübersehbar eingeschlagen.

In einem Interview zitiert Eugen Drewermann Henry Kissinger: „Wer die Nahrungsmittelproduktion kontrolliert, kontrolliert die Menschheit! Wirksamer als mit Waffen!"

Diese Aussage entspricht auch meiner Überzeugung. Wehren Sie sich! Was man isst, ist ein Teil der eigenen Identität! Seien Sie wachsam!

Über noch etwas müssen wir noch sprechen:

Was ist Lebensmittel-Qualität?

Wir sprachen von Viktualien, von der Lebensmittel-EU-Verordnung und von dem, was ein Lebensmittel erbringen muss, um in den Supermarkt gestellt zu werden. Kurzum, es muss appetitlich aussehen, muss uns den Eindruck von Frische vermitteln. Lebensmittel dürfen nicht verdorben und müssen frei von Krankheitserregern sein. Sie sollten unseren Hunger stillen, unser Wohlbefinden mehren, förderlich für unsere Gesundheit sein.

Ernährungswissenschafter führen noch die Nährwerte, wie Proteine, Kohlenhydrate, Fette, Vitamine, Mineralstoffe, Spurenelemente usw., an.

Wie schon gesagt, kommen zirka 70 Prozent unserer Lebensmittel aus der verarbeitenden Industrie. Dabei kann es sich um kleine oder große, regionale oder internationale Betriebe handeln. Auf jeden Fall werden die Lebensmittel, die aus der Verarbeitung kommen, pasteurisiert, homogenisiert, raffiniert, konserviert, stabilisiert, aromatisiert ... Ist das der Lebensmittel-Qualität zuträglich?

Ja und nein. Dass unsere Lebensmittel frei von Krankheitserregern oder Krankheitssporen sind, ist eindeutig zu unserem Vorteil. Bei der Verarbeitung, den unterschiedlichen Verarbeitungsprozessen, geht ein Teil der Qualität des Ursprungsstoffes verloren. Durch die Zufügung von vielfältigen Hilfs- und Zusatzstoffen kann die Lebensmittel-Qualität weiter beeinträchtigt werden.

Doch was ist Lebensmittel-Qualität?

Erwin Schrödinger beschrieb in seinem Buch *What is life*: „Der Kunstgriff, mittels dessen ein Organismus sich stationär auf einer ziemlich hohen Ordnungsstufe hält" – also am Leben –, „besteht in Wirklichkeit aus einem fortwährenden Aufsaugen von Ordnung aus seiner Umwelt."

Worin besteht das Aufsaugen von Ordnung? „Die Nahrung ist es – die ähnlich wie ein Geigenbogen beim Streichen der Saite den Organismus in einen geordneten Zustand energetischer Anregung versetzt." (M. Bischof, *Biophotonen. Das Licht in unseren Zellen*)

Die Pflanzen haben die Fähigkeit, die Energie des Sonnenlichtes in der biologischen Vitalität von Nährstoffen zu speichern. So ist es bei Schrödinger das Sonnenlicht, das die Ordnung schafft, und Lebewesen speichern Licht.

Für Prof. Fritz-Albert Popp von der Universität Marburg besteht die Ernährung darin, dass wir die in pflanzlichen und tierischen Substanzen gespeicherten Lichtbündel aufnehmen und verwerten. Die Fähigkeit, das Licht zu halten, ist mit unserem Gedächtnis gleichzusetzen. Das Gehirn merkt sich Informationen. Pflanzliche und tierische Substanzen halten Licht.

Wie die Pflanze das Licht braucht, benötigen wir in unserer Ernährung die hohe Ordnung. Lebewesen ringen, gieren geradezu nach Ordnungsmustern, dynamischen Ordnungsmustern. Dynamische Ordnungsmuster sind offene Systeme, in denen das Schöpferische agiert.

Prof. Herbert Klima vom Atominstitut der Universität Wien: „Lebensmittel, intakte Lebensmittel, sind in einer dynamischen Ordnung." Sie swingen oder grooven. Ein gutes Lebensmittel ist im Zustand von tanzenden Mustern, Ordnungsmustern. Man muss sich eine dynamische, harmonische, aber offene Tanzgruppe vorstellen, die den schöpferischen Akt in der Gruppe ermöglicht und fördert. Oder denken Sie an eine improvisierte

Free-Jazz-Gruppe. Hören Sie sich einfach John Coltranes *A Love Supreme* an, und es erschließt sich Ihnen das Geheimnis der Lebensmittel-Qualität.

Ein beschädigtes Lebensmittel ist eines in einer schlechten Ordnungsform. Es ähnelt von seinem Zustand her einer Tanzgruppe von stolpernden Tänzern. Und da der wesentlichste Inhaltsstoff eines Lebensmittels die Ordnungsform, die Organisationsform ist, kann ein derartiges Lebensmittel unserer Gesundheit nur abträglich sein.

Deshalb ist die Art, wie Pflanzen angebaut werden, wie sie behandelt werden, wie Tiere gehalten werden, womit sie gefüttert werden, wie Lebensmittel verarbeitet werden, welche Zusatzstoffe verwendet werden, für unsere Gesundheit von eminenter Wichtigkeit.

Denken Sie an die Wettervorhersagen. Die winzigste, nicht berechnete Änderung kippt die perfekte Vorhersage, und dieser unbedeutende Einfluss kann das Wetter radikal ändern, ja total auf den Kopf stellen – der berühmte Schmetterlings-Flügelschlag in Indien, der in New York einen Orkan auslöst.

Zu denken, dass all die Prozesse, denen Lebensmittel unterworfen sind, für die Lebensmittel-Qualität und somit für unsere Gesundheit ohne Bedeutung sind, ist, gelinde gesagt, ignorant.

Das schönste Bild, die tanzenden Ordnungsmuster zu verstehen, ist der Tanz Shivas: Shiva, der Tänzer, der Schöpfer und Zerstörer. Einerseits in seinem schöpferischen Tanz ein Sinnbild der Ordnungsmuster der hinreißenden Tanzgruppe, immer neue Tanzmuster erfindend; und andererseits Shiva als Zerstörer – die stolpernden, fortwährend hinfallenden Tänzer der anderen Gruppe.

Gott Shiva, der Schöpfer, der alles Leben erhält, und der Zerstörer.

Beide Aspekte sind im tanzenden Shiva vereint, in seiner Person integriert. Der kosmische Tanz, den Shiva ausführt, steht für die ewige Bewegung des Universums. Der Rhythmus des Tanzes setzt das Universum in Bewegung. Hält er inne, vergeht ein Universum. Setzt er den Tanz wieder fort, entsteht das Universum erneut.

> „Die unzähligen Rhythmen der Schöpfung beginnen zu pulsieren, die ganze Natur ist Tanz: Tanz der Atome, Tanz der Wellen, Tanz der Jahreszeiten, Tanz der Galaxien, Tanz der Engel, Elfen und Elementarwesen.
>
> In jedem Moment geht das Gleichgewicht verloren; der Kosmos stürzt ins Chaos und im selben Augenblick stellt der ekstatische Tänzer das Gleichgewicht zwischen Schöpfung und Zerstörung wieder her.
>
> Der Tanz ist Shivas reinste Lust. Heilige, Liebhaber, Schamanen und andere Gottestrunkene werden davon ergriffen, fangen ebenfalls an, auf der messerscharfen Scheide zwischen Leben und Tod, Zerstörung und Neuerschaffung, zwischen dem Vergangenen und dem Kommenden, im Hier und Jetzt zu tanzen.
>
> Shivas schönster Tanz ist der Tanz der Abenddämmerung … die Nymphen und die Insekten tanzen, die Vögel zwitschern, die Raben krächzen und die Menschen stimmen ihre Loblieder an. Shiva tanzt im Feuerring unseres Herzens. Er tanzt – der unser wahres Selbst ist – den Freudentanz unseres Daseins und zugleich den Zerstörungstanz, der das Ego, die Begierde, den Hass, den falschen Stolz zu Asche verbrennt."
>
> W.-D. Storl, *Shiva*

Wie die Pflanze das Licht, die Sonne braucht, brauchen wir die hohe Ordnung, die tanzenden Muster der dynamischen Ordnung – das ist unsere Nahrung!

Österreich hat zumindest zwei wesentliche Weltgenesungsbeiträge in der Person von zwei Menschen geleistet.

Der eine – Rudolf Steiner:

Setzten sich die Menschen mit ihm auseinander, wäre unsere Welt auf Respekt und Achtung aufgebaut. Vor allem verstünden die Menschen, dass die Welt mehr als die Summe ihrer Teile ist. Das darunter Liegende ist dem Auge der meisten Menschen verborgen und somit in ihren Überlegungen und Beurteilungen ausgeblendet. Wir sind sozusagen blind für das Wesentliche. Das Ergebnis des Erblindens ist frei zu besichtigen. Sehen Sie sich um.

Der andere – Peter Kubelka:

Ein Filmtheoretiker und -avantgardist, Musiker, Kulturphilosoph, ein Sinnesmensch durch und durch – ein Koch, und was für einer!

Wie Musizieren, Dichten, Bildhauern ist Kochen für ihn eine gleichwertige Kunst. Diese Kunst sieht er gefährdet, da wir sie aus dem täglichen Leben ausgliedern und der Lebensmittel verarbeitenden Industrie übergeben.

Er meint:

> „Beim Kochvorgang habe man unentwegt Entscheidungen zu treffen, die ihn als künstlerischen und schöpferischen Menschen fordern und befriedigen. Man muss abschätzen, vorausplanen, schmecken, abwägen. Ist genug oder zu wenig Salz in der Speise? Braucht der Braten im Rohr des Kochs Intervention? Spricht das brutzelnde Fett in der richtigen Lautstärke? Kochen ist eine Arbeit, die einen in jeder Sekunde fordert, einem alle Qualitäten abfordert, die sich der handarbeitende Mensch im Laufe seines Werdeganges angeeignet hat.
>
> Das Essen ist für ihn nicht nur dazu da, den Menschen physisch zu ernähren, mit Energie voll zu tanken, wie ein Auto mit Benzin. Den höchsten Genuss bei einer Speise habe der Bauer, der nicht nur den letzten Zubereitungsgang ausführe, sondern das Tier gefüttert hat, der weiß, welchen Umständen das Getreide ausgesetzt war. Menschen, zu deren Lebenserfahrung das Werden der Nahrung gehört, haben, wenn sie die Speise im Mund abschmecken, reichhaltige Erlebnisse. Sie spüren mit jedem Bissen im Mund, wer sie sind, sie kosten ihre Identität aus, die sie selbst geschaffen haben. Das Kochen ist um nichts weniger präzise in seinen Mitteilungen über eine Kultur, eine Region, einen Einzelmenschen als jede andere Kunstgattung.
>
> Die Lebensfreude nach dem finsteren Mittelalter, nach dem Dreißigjährigen Krieg äußert sich in den Kirchen mit weißen Gipswolken, jubelnden Engeln und in der Küche mit leichten und fröhlichen Gerichten wie Schlagobers, Schneenockerln, Erdäpfelpüree. Wie in der Musik gibt es mehrere selbstständige Melodien, die dann ein Ganzes ergeben. Die Franzosen kochen gerne polyphon, lassen den einzelnen Komponenten ihr Eigenleben.

Wir bringen uns durchs Leben mit dem Hausverstand, der beruht nicht nur auf Sprachoperationen, sondern auch auf Berührungen, Gerüchen, Bewegungen von Lebewesen, die in jeder Minute Neues prüfen und prüfen müssen. Aus diesem fortwährenden ganzheitlichen Auseinandersetzen und auch körperlichem Tun hat sich der Hausverstand entwickelt, und ohne diesen ist erfolgreiches Kochen nicht möglich.

Ein verbranntes Schnitzel kann man verbal nicht rechtfertigen. Auf ganz klare Weise entzieht sich das der künstlerischen Diskussion. Die Fehler in der Malerei klipp und klar nachzuweisen ist unmöglich.

Das Kochen holt die Menschen auf den Boden des Lebens. Das Kochen ist ein Bindeglied zur frühen Jugend der Menschheit. Der Mensch hat die größte Genugtuung, wenn er sich die räumliche Tiefe unserer Entwicklung bewusst machen kann, sodass er spürt, wo wir herkommen.

Jetzt wird der Selbstversorgungs-Bauer ausgerottet – ausgerechnet der Beruf, der die Materialien zum Wachsen bringt, bis zur Speise alles verfertigt, der als kleine Einheit so wichtig ist, als Modell für den Ausgangspunkt unserer Zivilisation. Wenn man die Avantgardisten in der Kunst preist als Leute, die ihr Leben riskieren und für etwas geben, woran sie glauben, dann sind heute die wirklichen Avantgardisten die selbst versorgenden Bauern, die verhöhnt werden, indem man sie zwingt, mit ihren Produkten in Konkurrenz zu den lächerlichen Industrieprodukten zu treten."

Soweit Peter Kubelka in einem Interview im *FAZ-Magazin* 1996. Er hofft und erwartet als Gegenbewegung zu den entleerten Küchen eine Renaissance der Koch- und Essenskunst und dadurch eine Renaissance des Menschseins.

Dabei geht es um nichts weniger als die Rückeroberung unserer Sinnlichkeit, unserer Lebensfähigkeit. Die Erlebnisfähigkeit des Menschen hat ursächlich mit dem breiten Tableau des differenzierten Riechens, Schmeckens, Tastens und Fühlens zu tun. Um unsere Wahrnehmungs- und Erlebnisfähigkeit nicht nur zu erhalten, sondern auch weiterzuentwickeln, müssen wir sie täglich trainieren – beim Kochen und Essen.

Erst dadurch werden wir zu differenzierten Persönlichkeiten und zum zoon politikon. Wir lernen unseren Sinnen, unseren Gefühlen zu vertrauen;

und zugleich lernen wir mit ihnen zu leben, sie nutzbar zu machen für unsere Lebensführung, unsere Erlebnisfähigkeit. Wir lernen in der und mit der Fülle des Lebens zu sein.

Essen ist natürlich weit mehr, es ist das bindende Glied im sozialen Gefüge.

Wir erleben unsere Einzigartigkeit und das uns mit dem anderen Verbindende. Beim Essen, Genießen – am besten mit Freunden – erwächst aus unserer Mitte ein einfühlendes Verständnis für die Welt und den anderen.

Joseph Beuys meinte: „Wir sind alle Künstler." Er meinte damit natürlich nicht, dass wir alle Bildhauer, Maler, Dichter sind, sondern vielmehr, dass wir in der Ausbildung unserer Sinnlichkeit und unserer sozialen Fähigkeiten zum Künstlertum berufen sind. In unseren Festen, in den Festgestaltungen, drücken wir unser künstlerisches Vermögen am ausdrucksvollsten aus.

> „Ein Leben ohne Fest –
> eine lange Straße, wo man nirgends einkehren kann"
>
> Demokrit, Fragment 230

Feste stellen eine Zäsur in unserem Lebensrinnsal dar. Wir treten heraus aus den Plagen und dem Mühsal des Alltags. Nicht als Versöhnung mit dem Alltag sind Feste gedacht, sondern vielmehr als bewusster Freisetzungsakt: Die vom Alltag angelegten Fesseln werden gelöst, und das, was in uns an Künstlertum angelegt ist, kommt zum Ausdruck. Wir sind Gestalter unseres Selbst, und wir als Schöpfer erstehen im Fest zum lebendigen Kunstwerk mit den anderen im Fest.

Schneller als uns lieb ist, kommen wir in die Hälfte unseres Lebens. Wir erschrecken. Die Hälfte unserer Lebenszeit ist vorbei, und wir haben doch noch nicht gelebt. Die Frauen rennen zum Schönheitschirurgen, und die Männer nehmen sich eine junge Freundin, an der das Leben noch nicht genagt hat. Die ungelebte, von Chirurgen geglättete Haut hilft uns nicht weiter, und die junge Freundin bringt die ungelebte Zeit nicht zurück. Statt unsere Lebenslust und Genussfähigkeit zu entwickeln, flüchten wir in die Versatzwelten.

Es ist so furchtbar einfach. Kochen und Essen sind die Türen zu den verborgenen, doch für jeden einzelnen von uns reservierten Räumen, in denen wir lernen zu leben, am Leben teilzuhaben, in der Fülle und aus der Fülle unseres Seins. Beim Genießen, in diesem Ereignis büßt die Welt ihre Fremdheit ein. Beim Genießen sind wir Teil der Welt, und zugleich erleben wir uns in ihr ankernd.

Im Genuss sind wir „Bürger des Paradieses"!

Vom Zauber der Demeter und dem Wirken des Würgeengels

Sizilien – das Land, in dem der Schrecken und die unbeschreibliche Schönheit ganz nahe beisammen liegen. In der Natur wie bei den Menschen. Die Doppelnatur Siziliens – das Tellurische und das Siderische von alters her. Sizilien reichte schon immer ans Paradies, und zugleich findet sich dort, verborgen bei einer Quelle, der Eingang in die Unterwelt.

An einem dieser atemberaubenden sizilianischen Frühlingstage komme ich an. Die Luft zwischen Messina und Syracusa ist durchtränkt von einem betörenden Parfüm, dem Duft der Orangen- und Zitronenblüten. Ich bin augenblicklich davon eingehüllt. Es ist, als nähme ich ein berauschendes Bad in diesem Duft. Ein reiner Sinnesrausch.

„La Primavera

Giunt'e la Primavera e testosetti
la salutan gl'augei con lieto canto,
e i fonti allo spirar de' zefferetti
con dolce mormorio scorrono intanto."[1]

Antonio Vivaldi

Primavera – die große Verführerin, die uns allseits Entfesselnde. Persephone, der Unterwelt kaum entkommen, lässt alles blühen und sprießen, überströmend, ein Blütenteppich, wohin man schaut.

---

1 Der Frühling kommt mit Freude uns zu fangen,
mit frohem Klang die Vögel ihn begrüßen,
dem Wind zu lauschen, diesem milden, süßen,
und Bäche plätschern, murmeln ihr Verlangen. (© Übersetzung Vera Hewener)

Hades, der Herr der Unterwelt und Bruder des Zeus, entführte Persephone, die Tochter Demeters, beim Pflücken von Narzissen, den Täuschungs- und Betäubungsblumen, die in ihr die Lust nach der feuchten Unterwelt erregten. In seine Welt, in die Paläste der Unterwelt, entführte Hades sie. In ihrer untröstlichen Trauer und ihrem Schrecken verbreitenden Zorn über den Verlust ihrer Tochter Persephone ließ Demeter, die Unversöhnliche, keinen einzigen Samen, und wäre er noch so winzig, sprießen. Die Erde erstarrte zur Wüste. Umsonst zogen die Ochsen den Pflug. Verderb gegen Verderb! Bald wäre es um uns, das Menschengeschlecht, geschehen gewesen. Das Ausmaß ihres Zorns verstörte sogar die Götter. Damit zwang Demeter den um die Erde bangenden Zeus, bei seinem Bruder Hades die Freilassung von Persephone zu bewirken. Die Bedingung der Freilassung war, dass Persephone bei Hades keine Nahrung zu sich genommen haben durfte. In ihrer Freude auf das baldige Wiedersehen mit ihrer Mutter leichtsinnig geworden, ließ sich Persephone von Hades sieben Granatapfelkerne unter die Zunge legen. Für die sieben Granatapfelkerne muss Persephone nun Jahr für Jahr ein Drittel der Zeit bei Hades in der Unterwelt zubringen.

Bei uns herrscht dann das winterliche Dunkel, und alles stirbt ab. Demeter trauert aufs Neue um ihre Tochter. Jedes Jahr, im Frühlingszeichen des Widders, entlässt Hades Persephone, und auf der Erde beginnt neuerlich der Frühlingsreigen. Persephone, die Lichtbringerin, ist wieder frei.

Auf ihrer rasenden Suche nach der Tochter entzündete Demeter am Ätna eine Fackel, um im Dunkel der Welt Persephones Spur zu finden. Aus Dankbarkeit für das geborgte Licht beschenkte sie Sizilien zuallererst mit dem Weizen. Aus Eleusis brachte sie die goldenen Ähren. Das ist der Beginn des Durumweizens auf der Insel. Nirgendwo ist er von so reifer, glasklarer Qualität. Der Durumweizen ist der Rohstoff für Teigwaren, die es verdienen, Teigwaren genannt zu werden.

In Catania, am Fuß des Ätna gelegen, holen mich meine sizilianischen Freunde ab. Sie bewirtschaften auf der Insel Orangen-, Zitronen- und Mandarinenplantagen. Sie bauen Weizen und Gemüse an und produzieren Olivenöl, Wein sowie die unvergleichlichen Teigwaren.

Seit 1974 gehen Francesco und Concetta in ihrem Umgang mit der Natur und in ihrer Landwirtschaft neue Wege, und seit über zwanzig Jahren sind wir einander verbunden.

Es war ein steiniger Weg, den sie gegangen sind. Jahrelang wurden sie belächelt, angefeindet, verfolgt und bedroht. Unbeirrbar sind sie jedoch ihren Weg gegangen und ihrer Überzeugung treu geblieben. Mit der Zeit haben sich Weggefährten um sie geschart. Francesco, der Spiritus Rector, und Concetta, die Vielsprachige, Tatkräftige, gaben ihrer Umgebung durch ihr Beispiel, ihre Überzeugung und ihren unerschütterlichen Mut das Signal: Es ist Zeit, neue Wege zu gehen! Die Zukunft wird unser sein.

Sie gingen den Weg, den Rudolf Steiner, der Sohn eines altösterreichischen Bahnwärters, ein Navigator für alle, die radikal neue Wege zu gehen bereit sind, in seinen Vorträgen 1924 in Koberwitz aufgezeigt hat. Eine völlige Neuorientierung der Landwirtschaft. Ein grundlegend neuer Umgang mit der Natur, den Kräften der Erde und den Kräften des Kosmos in der Landwirtschaft. Ein radikal neuer Zugang zum Boden, zu den Pflanzen und der Viehzucht, zum Dünger und zu den Schädlingen.

Wie kommt ein Sizilianer zu so einer Berufung, frage ich Francesco.

„Zuerst ist die ‚vocazione', der Aufruf, dann die Berufung. Den Aufruf muss man bei sich in seinem Selbst hören und dann in seiner Seele entwickeln. Der Aufruf ist ein Geschenk, ich nenne es ein Geschenk Gottes. Ich gewann die Einsicht in das Verbindende von Mensch und Natur. Ich begann zu verstehen, was unsere Sinne und die Natur miteinander verbindet.

Meine Berufung ist die Natur von Kindheit an, und was ich in der Natur gesehen habe, las ich später in den Büchern. In der Natur lacht meine Seele. Die Prozesse der Natur sind letztendlich für die Menschen nicht ergründlich, ein Geheimnis. Wir Menschen leben in einer Polarität und die Natur ebenso. Im Winter das Dunkle, im Sommer das überflutende Licht. In das Dunkle des Winters, um den 25. Dezember, säen wir den Durumweizen – alles fängt im Dunkeln an. Wir Menschen feiern nun zwölf Tage unsere Feste, und die Natur verrichtet ihre Arbeit. Um Epiphanie keimt das Korn mitten im Winter, den Frühling bereits ahnend. Für die Christen ist am Höhepunkt des Winters die Geburt Christi. Das ist der Zeitpunkt, an dem in der Natur das neue Leben beginnt, um dann zu Primavera zu explodieren. Wenn sich

Demeter mit ihrer Tochter Persephone wieder verbindet, ist Primavera, die Neugeburt. Alles ist voller Leben. In der Natur kann man die Lebensvorgänge alle lesen, von der Geburt zum Leben zum Tod."

Wir sitzen mitten in einem Zitronenhain, und Francescos Herz geht über. Sein Herz ist übervoll.

„Die Verbindung von Mensch und Natur, zwischen unseren Sinnen und der Natur, ist ein Geschenk, und das bringt uns Gesundheit. Es hilft uns, das Positive unseres Selbst zu entwickeln.

Der Bauer muss seine egoistischen Kräfte in seiner Seele betrachten und die Wirksamkeit dieser Kräfte beachten. Denn wenn wir unserem Egoismus im Umgang mit der Natur freien Lauf lassen, bestehlen wir die Natur. Nur im Gleichgewicht von Natur und den Kräften der Natur haben wir als Bauern eine Zukunft. Die heutige Landwirtschaft nimmt Anleihe an der Zukunft, es ist aber die Zukunft unserer Kinder. Die heutige Zerstörung des Gleichgewichtes der Natur, die Ausbeutung und Missachtung der Naturgesetze, werden die zukünftigen Generationen bezahlen müssen. Wir vernichten heute das Kapital unserer Kinder."

Während der Fahrt zu ihrer Orangen- und Zitronenplantage Demetra kommen wir an ungeernteten, verwahrlosten Orangen- und Zitronenplantagen vorbei. Offensichtlich ist den Eigentümern der Verkaufspreis für die Früchte zu niedrig. So lässt man die ganze Ernte hängen, bis sie verfault und abfällt. Die Rentabilität ist nicht gegeben, so fallen die Früchte der Verwahrlosung anheim. Auch an riesigen Flächen ungeernteter verrottender Erdäpfel und Karotten fahren wir vorbei. Ist das die neue Art, Landwirtschaft zu betreiben? Die Spekulations-Landwirtschaft in der Europäischen Union?

Der Bauer als Casino-Bauer. Rien ne va plus!

Von den Ärmsten der Armen lassen die Besitzer ihre Felder um einen Hungerlohn bestellen. Stimmt der Preis nicht, lässt man alles an Ort und Stelle verrotten. Mit der nächsten Saison beginnt ein neues Spiel. Das ist das

Maß, nach dem diese Spekulanten Arbeit, Grund und Boden beurteilen. Das ist der Wert, den sie den Früchten der Arbeit zumessen. Es ist reine Industriearbeit, die Bauern verbinden sich nicht mehr mit dem, was sie tun. Der zu erzielende Gewinn ist das Entscheidende.

VERWIRRTE. ENTWURZELTE.

Der Sinn für die Landwirtschaft, für das Erzeugen von Lebensmitteln, ist längst verloren gegangen. In diesem Umfeld sind meine Freunde mit ihrer Überzeugung eine Provokation – im wahrsten Sinne des Wortes. Eine Provokation, die Bewegung schafft, Neuerungen. So schlossen sich in den letzten Jahren über 100 Bauern um Francesco und Concetta für eine radikal erneuerte Landwirtschaft zusammen. Auf ihre Felder und Plantagen kommen kein Industriedünger und keine Pestizide.

Wenn Francesco dem Treiben der Spekulationsbauern in seiner Umgebung zusieht, ist dies für ihn nur Ausdruck deren Bewusstseins- und Seelenzustandes. Er meint:

> „In unserer Seele gibt es die destruktiven und die Sonnenkräfte. Um die positiven Kräfte in unserer Seele, in unserem Selbst, zu entwickeln, müssen wir zunächst des Destruktiven gewahr werden, müssen es ansehen und als Teil von uns verstehen. Wir müssen viel mit unserer Seele arbeiten, um die positiven Kräfte zu entwickeln. Aber es lohnt sich. Wir werden mit Gesundheit beschenkt. Wir heilen die Natur und sie uns."

Die Auswüchse in der Landwirtschaft sind für ihn der Ausdruck des Auslebens dieser destruktiven Kräfte. Wieder sind wir an diesem nicht zu verleugnenden Punkt angelangt, an dem es die Art und Weise – vor allem die Haltung, mit der Landwirtschaft betrieben und unsere Lebensmittel produziert werden – und deren unmittelbare Auswirkungen auf unsere Gesundheit aufzuzeigen gilt. Es gibt keinen Weg vorbei an der Engführung, wenn es um die Lebensmittel-Qualität geht. Das Schändliche bleibt als Schändliches bestehen in unseren Lebensmitteln und löst sich niemals ins Nichts auf. Es bleibt haften und wird zum Bestandteil unserer Nahrung.

Das destruktive Umfeld, in dem Lebensmittel erzeugt werden, ist genauso Teil der Lebensmittel wie Vitamine und andere Nährstoffe, und es ist genauso wirksam in uns wie die Vitamine, Kohlenhydrate und Spurenelemente.

Francesco sieht das ganz pragmatisch:

> „Bevor wir als Bauern mit der Natur arbeiten, müssen wir uns unseren Seelenkräften stellen, die Wege unseres Egos ansehen, das Destruktive in uns verstehen und der Wirksamkeit dieser Kräfte Beachtung schenken. Wir müssen üben zu verstehen, wie diese Kräfte in unserer Arbeit auf die Natur wirken. Wenn wir dem Egoismus freien Lauf lassen, bestehlen wir die Natur, wir beuten sie aus. Wir entnehmen nur und geben nichts zurück. Wir zerstören das Gleichgewicht, wir zerstören den Boden und zerstören die Möglichkeit, von diesem Boden auch zukünftig als Bauern zu leben. Wir sehen nur, was wir jetzt herausholen können. So haben Bauern nie gedacht. Dieses Denken kommt erst jetzt mit der Industrialisierung und der Kapitalisierung der Landwirtschaft auf. In unserem Tun, unseren kulturellen Anstrengungen in der Landwirtschaft, müssen wir ein Abbild der Naturvorgänge sein."

Mit dieser Haltung, dieser Gesinnung, betreiben Francesco und seine Freunde die Landwirtschaft.

Unter den Orangen- und Zitronenbäumen wachsen die unterschiedlichsten Gräser, Kräuter und Blumen. Der Dünger ist der Mist der eigenen Tiere – Kühe, Ziegen, Schafe. Gespritzt werden die Bäume auch, aber natürlich nicht mit Gift und anderen Pestiziden, sondern mit verschiedenen Mineralien und Kräutern, die der Harmonisierung der Naturvorgänge dienen. Nur von einem gesunden harmonischen Boden und gesunden Bäumen kommen gesunde Früchte. Werden Schädlinge zum Problem, wird ihnen mit Nützlingen Paroli geboten.

„La Primavera

Di pastoral zampogna al soun festante
danzan ninfe e pastor nel tetto amato
die Primavera all' aparir brillante."[2]

Antonio Vivaldi

In ihren gepflegten Plantagen wachsen unterschiedliche Sorten von Agrumi. Die Sommerzitrone „Verdelli", grün-gelb mit glatter Schale, und eine später reifende Art. Es stehen dort Cedro-Bäume, die riesige Früchte tragen, die zu Heilzwecken verwendet werden. Die Hl. Hildegard von Bingen hat über die Heilkraft dieser Früchte geschrieben. Auch Mandarinen-, Clementinen- und Kumquatbäume werden kultiviert. Am Rande der Kulturen stehen Granatapfelbäume, in der Nähe der Wirtschaftsgebäude Mispelbäume und Feigen.

Den Hügel hinauf ziehen sich Orangenbäume der Sorte „Tarocco" und dazwischen immer wieder wilde Orangen, auf die die Edelsorte aufgepfropft wird. Das macht die Bäume nicht nur widerstandsfähiger, sondern gibt den Früchten ein lebendiges Aroma und einen einzigartigen Geschmack.

Die Orangensaison beginnt mit der Sorte „Navelina" im Oktober. Im Dezember folgt die Blutorange „Moro", die nur um den Ätna wächst. Offenbar benötigen Blut- oder Halbblutorangen den Lavaboden des Ätna.

Jänner ist der Monat, in dem die Königin der Orangen, die „Tarocco", zur vollen Reife gelangt. Taroccos sind Halbblutorangen mit einem fein abgestimmten Aroma, das uns in seinem vielfältigen Ausdruck den Himmel auf die Erde zaubert. Anfang März reift die robuste, burschikose „Sanguinello" heran – auch eine Blutorange. Den Abschluss der Saison bildet die Blondorange „Valencia late". Je nach Sorte und Standort haben Orangen eine ganz unterschiedliche Schale. Feinporig wie die der Tarocco oder grobporig wie die der Sanguinello.

2 Bald tanzen Nymphen in der lichten Weite
zum Dudelsack, der Blumen liebste Klüfte,
nur Frühling dieser Welt die Pracht verleiht. (© Übersetzung Vera Hewener)

Die Zitrusfrüchte von Francesco und seinen Freunden kommen natürlich ohne Schalenbehandlung sonnengereift zu uns. Zitrusfrüchte sind das Geschenk des Südens für uns im dunklen Winter Darbende.

In Francescos Agrumi-Plantagen weiden Schafe und Ziegen unter den Bäumen. In den Bäumen nisten Vögel, und es schwirrt vor Bienen, Hummeln, Schmetterlingen und anderen Insekten. Die Plantagen sind in einem harmonischen Gleichgewicht von Tieren und Pflanzen, einer Symbiose von Fauna und Flora.

Orangenbäume können zur gleichen Zeit blühen und Frucht tragen. Mit den Blüten der Orangen werden die Brautkränze geflochten. In einem Orangenhain zu sein ist die Vorwegnahme des Aufenthaltes im Paradiesgarten. Der Genuss von Zitrusfrüchten ist ein lustvoller Gruß aus dem Paradiesgarten.

Diese Idylle gibt es natürlich nur noch sehr vereinzelt in Sizilien. In den Zitrusfrüchte-Kulturen wird üblicherweise mit Industriedünger gearbeitet. Gegen das Unkraut werden Herbizide gespritzt und die Bäume regelmäßig mit Insektiziden besprüht.

Mit Nitraten, Nitrit und Wasser werden die Orangen aufgeschwemmt. Oft werden die Früchte auf Verdacht geerntet und künstlich gereift, um die Märkte des Nordens wetterunabhängig beliefern zu können. Um das von uns so geschätzte stetige Strahlen der Orangen zu bewerkstelligen, werden die Schalen der Früchte mit synthetischen Wachsen oder synthetischem Paraffin, denen aus optischen Gründen Farbstoffe zugegeben werden, bedeckt.

Nein, nein, noch lange nicht genug. Orangen haben die dumme Angewohnheit zu schimmeln. Gegen diese Untugend werden sie mit den Konservierungsmitteln Biphenyl, Orthophenylphenol, Natriumorthophenylphenol, Thiabendazol oder Imalazil behandelt. Bei manchen dieser Mittel sind im Tierversuch gesundheitliche Beeinträchtigungen festgestellt worden. Aber eine endgültige toxikologische Beurteilung steht noch aus, sagen die Experten. Fällt Ihnen auf, wie viel Aufwand getrieben werden muss, um eine Orange vom Süden in Ihr Wohnzimmer zu bringen?

Übrigens, Tierversuche sind Unrechtversuche! Warum müssen Tiere für unseren Wahnsinn, für die vorsätzliche Kundentäuschung, ihr Leben lassen?

So kommen diese Götterspeisen in unseren Supermärkten an und können Wochen bei Ihnen zu Hause herumliegen, ohne an Strahlkraft zu verlieren und ohne den geringsten Makel zu entwickeln. Der Verführbarkeit Ihrer Augen ist Genüge getan. Warum fragen Sie eigentlich nicht, wie diese Wunder alle möglich sind?

Alles hat seinen Preis, auch die Täuschung. Ob der Preis Ihre Gesundheit ist?

Francescos Orangen werden sonnengereift geerntet, wenn es im Winter einmal zwei Wochen regnet, gibt es keine Ernte und bei uns keine Orangen von Francesco, Concetta und ihren Freunden.

Die Sonne hat die Zitrusfrüchte gereift, der Fruchtzuckergehalt ist nun so, dass das Süße-Säure-Verhältnis ausgewogen ist. Die Zitrusfrüchte werden gewaschen und mit warmer Luft getrocknet. Die Schalen weisen einen zarten Seidenglanz auf. Dann werden die Früchte verpackt und geliefert.

Wenn Sie diese Zitrusfrüchte kaufen, sollten sie noch immer den feinen Seidenglanz aufweisen. Ist der Glanz verloren gegangen und wirken die Früchte abgestumpft, dann sind die Orangen bei uns überlagert worden.

Die Schale muss beim Schälen noch über eine Spannkraft verfügen. Beim ersten Schälversuch kommt Ihnen eine Fontäne an ätherischen Ölen entgegen. Die Glut des Vulkans, die Sonne des Südens – alle Ingredienzien des Mediterranen steigen in Ihre Nase auf, und beim ersten Bissen wiederholt sich dieser Eindruck auf Ihrem Gaumen. Im nebeligen Norden tauchen Sie ein in den Zauber Siziliens, der eine Arie aus *Aci, Galatea e Polifemo* in unserem Ohr erklingen lässt:

„Qui l'augel da pianta in pianta
lieto vola, dolce canta
cor che langue a lusingar.“[3]

Libretto: Nicole Giuvo

---

3 Glücklich flattert der Vogel
von Pflanze zu Pflanze, und aus dem Herzen,
das betören will, tönt ein süßer Gesang.

Orange gegen Orange. Die gewachste, die sich Ihnen in der Farbe schreiend aufdrängt, beim Schälen, beim Essen, schal und beliebig. Es könnte irgendeine Frucht gewesen sein. War das eine Orange? Welche Enttäuschung! Geborgte und vorgetäuschte Strahlkraft, auf Verdacht geerntet, auf Bestellung gereift – wie ein Leichentuch legt sich der Glanz- und Konservierungsstoff, das Antischimmelmittel über die Orange. Wieder einmal mehr sind Sie in die Falle gegangen, haben Ihr Geld für das Zweitbeste ausgegeben, Ihre Freude trüben lassen und sich um einen wirklichen Genuss und eine imaginäre Reise gebracht.

Francesco meint:

> „Unsere Arbeit muss man beim Essen unserer Produkte überprüfen können. Die Früchte von kultivierten Pflanzen müssen sowohl vom Geschmack als auch von den Inhaltsstoffen so nah wie möglich an den Wildpflanzen sein. Dann sind es geglückte Früchte.
> Das Vertrauen der Konsumenten bedeutet für den Bauern, dass er Verantwortung trägt für die Ernährung der Menschen und für ihre Gesundheit, zumindest so weit, als das in seinem Einflussbereich liegt."

Zum einen lebt der Bauer im Kreislauf der Natur, zum anderen im Kreislauf Natur – Bauer – Konsument. So leben wir in Solidarität miteinander in einer Solidargemeinschaft. Das gilt es zu verstehen.

Vom Finden des Maßes, das uns zumutbar ist

Markus Schörpf –
ein Bauer im rauen, aber nichtsdestoweniger idyllischen Waldviertel.

Jedes Jahr im Frühling liest er aufs Neue mit Gleichmut und Beständigkeit die Steine aus seinen Feldern. Steine, die beim Bearbeiten des Bodens an die Oberfläche kommen. Der Gleichmut kommt von der Gewissheit, dass der Boden immer besser wird. Markus baut den Humus, das Bodenleben, die Bodenqualität auf. Er gibt seinem Boden mehr, als er ihm entnimmt. So ist Markus Schörpf, das ist sein Wesen.

Er gibt mehr, als er nimmt. Um die Gesundung voranzutreiben. Die Gesundungsprozesse im Sozialen und in der Landwirtschaft sind seine Passion. Unermüdlich engagiert er sich für seine Art des Landwirtschaftens – eine radikal andere Art. In seiner Überzeugung stehen wir am Beginn einer Landwirtschaftswende. Die Morgenröte der neuen Landwirtschaft ist für ihn unübersehbar.

Seine Kraft setzt er ein, um mit seinen Mitstreitern das Zukunftsmodell Landwirtschaft, in der es nur Gewinner gibt – die Natur, die Bauern und uns Konsumenten – der Öffentlichkeit verständlich zu machen. Eine Landwirtschaft, die auf Respekt gegründet ist, die den Einsatz von Industriedünger und Pestiziden und die Ausbeutung verweigert. Seine Landwirtschaft, in der ein gesundes Bodenleben und gesunde Tiere die Voraussetzung sind, um gesunde Lebensmittel zu erzeugen. Eine Landwirtschaft, in der das Leben im Mittelpunkt steht – von der Pflanze über die Tiere bis zum sozialen Leben. Der Mensch als Teil eines integrativen Netzwerkes.

Er kennt alle Höhen und Tiefen der Landwirtschaft. Vor Jahrzehnten hat er sich aus eigenem Erkennen – die Freiheit von Ideologien und Vorurteilen hat ihn schon immer ausgezeichnet – radikal und konsequent von dem ausgetretenen, in die Sackgasse führenden Weg der Landwirtschaft abgewandt. Seinen Hof führt er konsequent seiner inneren Überzeugung entsprechend.

Roggen, Gerste und Hafer baut er auf seinen 25 Hektar an, und er hält Ziegen. Die Milch der Ziegen verarbeitet er zu Käse. Ein Handwerk, das er neben seinem Bauer-Sein noch gelernt und in dem er es zu großer Meisterschaft gebracht hat. Mit Ziegen zu leben und zu arbeiten ist eine der größten Herausforderungen. Ziegen sind die Individualisten unter den Haustieren. Der unbeugsame Individualismus der Ziegen brachte schon manchen Halter zur Weißglut.

Geduld, Einsicht und Verständnis sind auch die Grundeigenschaften eines guten Käsers, der neben dem luftigen Frischkäse auch den anspruchsvollen Hartkäse fertigt. Alles, was Markus macht, ist durchdacht, von seiner inneren Haltung und seinem Gestaltungswillen durchdrungen.

Um zu sehen, wohin sich die Landwirtschaft entwickelt, fährt er alle paar Jahre ins gelobte Land nach Texas, dorthin, wo unsere Zukunft vorweggenommen ist. Er fährt über das Land, besucht landwirtschaftliche Betriebe und staunt immer wieder über das, was möglich ist. Der Rationalisierung in der Landwirtschaft scheinen kaum Grenzen gesetzt zu sein.

Vor zehn Jahren hatten Milchbauern noch ein paar hundert Kühe, heute haben sie ein paar tausend und automatische Melkstände, die rund um die Uhr in Betrieb sind. Rindermastbetriebe hat er besucht, die 35.000 Mastrinder mithilfe von 35 Mitarbeitern auf 20 bis 30 Hektar halten. Die Mastrinder werden in Koppeln gehalten. Zwischen den Koppeln sind Wege für LKWs, die vom zur Farm gehörenden Futtermittelwerk das Futter – Maissilage, Grassilage, Raufutter und Kraftfutter – zu den Tieren bringen. Die Entkoppelung der Viehhaltung von Grund und Boden wird auf die Spitze getrieben.

Nicht das, was auf dem Bauernhof wächst, ist die Grundlage der Tierhaltung, sondern die Kapazitäten des Futtermittelwerkes sind das Maß für das Wirtschaften. Tiere sind reine Produktionsgegenstände – „Biomaschinen“. Alle geraten sie unter die Räder der Rationalisierung und Kapitalisierung.

Der Bauer, einst Besitzer des Hofes, hat ihn längst an eine Kapitalgesellschaft mit Sitz in Chicago verloren. Er ist nur noch Verwalter des Investments. Der ganze Betrieb ist auf maximale Ausbeutung ausgelegt. Auf Ausbeutung der Tiere, der Ressourcen und letztendlich des Menschen. Dem maximalen Profit ist jeder einzelne Bereich rücksichtslos untergeordnet.

Um diesen Betrieb zu finden, brauchte Markus weder Kompass noch Hinweisschilder. „Ich habe nur das Fenster im Auto geöffnet und bin dem penetranten Gestank, der sich weit verbreitet, nachgefahren. Lange war nichts zu sehen, aber dafür umso intensiver zu riechen. Der Betrieb war nicht zu verfehlen."

Ist das die Zukunft der Landwirtschaft? Wird es solche Betriebe auch bei uns in Europa bald geben? Markus meint, wenn man alleine die Entwicklung des letzten Jahrzehnts in der Landwirtschaft betrachtet, dass auch in Europa ein Teil der Bauern diesen Weg gehen wird.

Dieses Modell, Lebensmittel für uns zu erzeugen, beruht auf einer völligen Ablösung von Natur und Mensch. Die Restbestände der Natur, die auch Kapitalgesellschaften noch nicht gänzlich ausschalten können, stellen nur noch eine Folie dar, auf der die Kapitalinteressen durchgesetzt werden. Der Produktionsgegenstand Natur, der Produktionsgegenstand Tier sind risikobehaftete Teile einer Kette, die man leider noch nicht gänzlich eliminieren kann, um den Produktionsgegenstand Lebensmittel so kostengünstig und so profitmehrend wie möglich zu fertigen.

Wo bleiben wir und unsere Interessen?

Die Hybris der Rationalisierung in der Landwirtschaft und die Technisierung der Lebensmittel von heute bescheren uns nur noch technische Nahrungsmittel. Doch technische Nahrungsmittel nähren uns nicht mehr. Sie schwemmen uns nur noch auf, die vielen dickleibigen Menschen in den USA geben ein eindrückliches Beispiel.

Diese technologischen Prozesse sind in ihrer Intention destruktiv, und für Destruktivität sollte in unserer Ernährung kein Platz sein. Sie zerstören die Natur und mithin unsere Lebensgrundlage. Wir verlieren durch die Vereinnahmung dieser technischen Produkte den Zugang, unsere Nähe zur

Natur. So gerät das Wissen um die Natur als Grundlage unseres physischen Seins in Vergessenheit. Wir treiben die Natur in uns aus, wir unterwerfen unsere Lebenswelt der technischen Beherrschbarkeit. Am Ende werden wir nicht nur die Natur aus unserem Leben gebannt haben, wir werden uns selbst auslöschen.

Die erste Stufe des Auslöschungsprozesses ist bereits beschritten. Die haltlose Tiermästung in Europa ermöglicht erst die unfassbare Ausdehnung der Sojabohnen-Produktion, zumeist gentechnisch veränderter Provenienz, in Südamerika. Der Urwald – auch unsere grüne Lunge – wird rücksichtslos niedergebrannt, eingeäschert, und viele indogene Völker, deren Lebensgrundlage der Urwald ist, sind bedroht, mehr noch – werden ausgerottet. Doch um unsere Tiere zu extremen Leistungen, die in Tagesgewichtszunahmen gerechnet werden, zu bringen, nehmen wir viel in Kauf. All diese Vorgänge sind nur möglich, weil wir Konsumenten nicht nur mitspielen, sondern ganz bewusst die Produktionsrealität unserer Lebensmittel ausblenden.

Für Martin Heidegger war das schon in den 1950ern zu erahnen: „Unterwerfen wir Mensch und Natur unter den Schematismus der Rationalität, die allem ihre Form aufprägt und sie dadurch vergewaltigt, verwandelt sich das ‚Eigenwüchsige' der natürlichen Dinge in ein hergestelltes Zeug."

Intakte Lebensmittel werden durch diese Unterwerfungen, Vergewaltigungen zu Lebensmittel-Imitaten oder, wie Helmut Langer sie nennt, zu Lebensmittel-Attrappen.

Für jeden halbwegs vernünftigen Menschen ist es augenfällig, dass dieses wirtschaftliche Treiben bald an eine Grenze kommen wird. Die Kühe werden keine Milch mehr geben oder die Menschen werden mit Allergien auf diese Milch reagieren, und das Fleisch von diesen malträtierten Tieren wird eines Tages einfach nicht mehr essbar sein.

Die Grenzen der Rationalisierung werden dann erreicht sein, wenn die Produkte, die Nahrungsmittel, nicht mehr für den Verzehr geeignet sein werden. Trotz aller Spitzfindigkeiten beim Wegretouchieren der Produktionsrealitäten wird der Punkt erreicht werden, bei dem all diese Manöver nicht mehr die Verbrechen am Boden, an den Pflanzen bzw. Tieren und letztlich auch an den Menschen verbergen werden können. Dass sowohl den Milchkühen als auch den Mastrindern zur Produktionssteigerung Hormone verabreicht werden, ist selbstredend. Der Profit ist, was zählt und nicht die Gesundheit der Konsumenten.

Das ist das texanische Zukunftsmodell. Wann wird es bei uns Wirklichkeit? Diese Entwicklung wird nicht mit Posaunen in unsere Landwirtschaft einziehen. Schleichend und leise wird das texanische Modell Stück um Stück hinter den verschlossenen und verriegelten Stalltüren Wirklichkeit werden – auch bei uns!

Kein Kassandraruf ist das! Ich betrachte nur die Dynamik und die Richtung, die die Landwirtschaft in Europa in den letzten Jahren genommen hat.

Denken Sie nur an die 12.000 bis 14.000 kg Milchleistung bei Turbokühen. Die Entkoppelung von Boden und Tierhaltung, das Negieren der notwendigen Verhältnismäßigkeit zwischen Stall- bzw. Weidefläche und Anzahl der Tiere, ist auch bei uns ein immer stärker verbreiteter Usus in einem extrem leistungsbezogenen Teil der Landwirtschaft. Wenn wir die Methoden in der Tierzüchtung, der Tierfütterung und bei den Mitteln, die in der Tierhaltung ausschließlich zum Zweck der Leistungssteigerung eingesetzt werden, betrachten, kann uns angst und bange werden. All das geschieht, um unsere Lebensmittel kostengünstiger zu erzeugen. Und während diese „Ertragsmodelle" der kapitalisierten Landwirtschaft in unseren Ställen eingeführt werden, werden die Profiteure dieses „Sand-in-die-Augen-des-Konsumenten-Streuens" uns eine noch dicker aufgetragene bäuerliche Idylle, eine durch und durch verlogene bäuerliche Scheinwelt, verkaufen.

Die Entwicklung der Landwirtschaft ist bei uns längst auf eine schiefe Ebene geraten. Die Europäische Union gibt unvorstellbare Beträge pro Jahr aus (50.460 Millionen Euro im Jahr 2004) und fördert und unterstützt mit diesem Geld die Landwirtschaft. Die Bauern müssen immer mehr arbeiten. Hilfskräfte können sehr oft nur noch schwarz bezahlt werden, denn die Lohnnebenkosten sind auf vielen Höfen nicht mehr zu verdienen. Die Kühe müssen mehr Milch geben, die Masttiere in kurzer Zeit schlachtreif werden, aus dem Boden müssen höhere Erträge erwirtschaftet werden.

Das alles nicht, um den Reichtum der Bauern zu mehren. Davon ist schon längst keine Rede mehr. Der ganze Aufwand dient bestenfalls dazu, den Status quo zu erhalten. Nur noch diejenigen, die die Infrastruktur und Betriebsmittel, ausgefeilte Futtermittel, Medizin oder Pestizide zur Verfügung stellen, verdienen an dieser Art der Landwirtschaft.

In der Landwirtschaft werden keine Schrauben oder Blechdosen erzeugt. Die Landwirtschaft produziert die Rohstoffe für unsere Lebensmittel.

Welchen Wert messen wir unseren Lebensmitteln zu? In wenigen Jahren haben wir die Ausgaben für Lebensmittel auf 13 Prozent unseres Durchschnittseinkommens gesenkt. In Frankreich geben die Menschen noch 28 Prozent ihres Einkommens für Lebensmittel aus. Kann das bedeuten, dass die Lebensmittelpreise in Bezug auf unsere gesamten Lebenserhaltungskosten nicht wirklich relevant sind?

Der Schluss wäre, dass wir unserer Gesundheit, unserem Wohlbefinden keinen großen Stellenwert einräumen. Es ist wie im Brauchtum, der bodenständigen Musik, bei den unterschiedlichen Dialekten: Sie leben nur so lange, wie wir sie pflegen. Ohne das dazugehörende intakte soziale Umfeld sind Brauchtum, Musik und Dialekte dem Auslöschen anheim gegeben. Genauso ist es in der Landwirtschaft. Die landwirtschaftliche Vielfalt und die landschaftliche Vielgestaltigkeit wird es nur so lange geben, als wir sie benötigen und sie für uns wichtig ist.

Die Reduktion der bäuerlichen Arbeit auf Landschaftspflege in Reservaten sind Spießbürgerträume, wie das gestellte Schuhplattln für Touristen.

Nur eine gelebte und gewollte Landwirtschaft hat Zukunft. Nicht nur die Konsumenten entscheiden die Zukunft der Landwirtschaft. Eine Landwirtschaft, die sich nicht aus eigener Intention unverzichtbar macht, benötigen wir nicht. Sie ist austauschbar, wie die Produkte, die aus ihr kommen.

Milch von Turbokühen, die unabhängig von der eigenen Hoffläche gehalten und gefüttert werden, Tiere, die aus tierquälerischer und lebensverachtender Massentierhaltung kommen, Obst und Gemüse, das zu Tode gedüngt und gespritzt wurde – wer braucht sie?

Diese Qualitäten können wir von überall bekommen. Bei dieser Art von Nahrungsmitteln ist der Preis das einzige Kriterium, und der kann – der Qualität entsprechend – nicht niedrig genug sein. Als Konsumenten können Sie da nicht rücksichtslos genug handeln. Eine unzumutbare Zumutung muss auch einen unzumutbaren Preis haben. Gleiches gegen Gleiches. Schluss mit der Sentimentalität, Schluss mit dem Sand-in-die-Augen-streuen, Schluss mit den abartig verlogenen „heilen" Bauernwelten.

Die größte Bedrohung für uns Konsumenten und unsere Gesundheit sind die Qualitäten, die manche Bauern und schon sehr viele Verarbeiter von Lebensmitteln uns zumuten.

Eine Wechselwirkung von Konsument zu Urproduzent existiert schon längst. Die Bauern sperren die Tiere weg, halten sie hinter verriegelten Toren, und wir haben entschieden, nicht hinzusehen – wozu wir nicht nur das Recht, sondern die Pflicht hätten! Stattdessen lassen wir uns rührselige Geschichten vorgaukeln.

Ohne Eigenverantwortung und solidarisches Handeln wird es keine Wende in der Landwirtschaft und in der Lebensmittelproduktion geben.

Heuer wurde an die Mitarbeiter des Seikatsu-Clubs in Japan der Alternative Nobelpreis vergeben. Die 1,5 Millionen Mitglieder dieses Clubs haben sich entschieden, nicht mehr die Augen zu verschließen vor dem, was ihnen an Lebensmitteln zugemutet wird. Der Seikatsu-Club wurde 1965 von japanischen Hausfrauen gegründet. Der Anlass war das unbotmäßige Preisdiktat der Molkereiwirtschaft und die Minamata-Verseuchung.[1] Die Hausfrauen wollten für sich und ihre Familien keine vergifteten Lebensmittel, keine Lebensmittel mit künstlichen Zusätzen. Sie hatten den Wunsch, gesunde Lebensmittel aus einer gesunden Landwirtschaft zu beziehen. Sie wollten Lebensmittel, die im Einklang mit der Natur produziert werden. Heute hat diese Organisation einen großen Einfluss auf die japanische Agrarpolitik und auf die Energiepolitik des Landes. Die Mitglieder lehnen Atomstrom entschieden ab. Sie verhindern freien Importzugang von gentechnisch veränderten Lebensmitteln aus dem Ausland. So konnte das Land von den gröbsten Auswüchsen der Lebensmittel-Industrie freigehalten werden.

---

1 Minimata-Krankheit: Chronische Quecksilbervergiftung, hervorgerufen durch einen Abwasser-Umweltskandal.

Das Netzwerk des Seikatsu-Clubs hat eine Erzeuger-Verbraucher-Gemeinschaft geschaffen, in der Lebensmittel abseits des ausbeuterischen Prinzips produziert werden, die auf gegenseitiger Hilfe, Vertrauen und Respekt von Mitmenschen und Natur beruht. Der Club ist inzwischen so erfolgreich, dass nicht nur Lebensmittel, die in ihrer Organisation produziert werden, gesunde Lebensmittel sind, sondern die Qualität von Lebensmitteln in Japan insgesamt gehoben wurde.

Die Produktionsstandards von Lebensmitteln werden in der japanischen Gesellschaft nicht länger ausgeblendet.

Auch wir und unsere Lebensmittel werden von der nächsten Stufe der Rationalisierung bedroht. Gentechnisch veränderte Lebensmittel stehen vor unserer Haustüre. Im Futter der Nutztiere haben sie längst Einzug gehalten. Auch bei uns gibt es kaum noch gentechnikfreies Futter. Bei den Futterzusatzstoffen, wie Vitaminen und Aminosäuren, ist die Frage nach gentechnikfreien Mitteln müßig. Auch bei manchen Hilfs- und Zusatzstoffen in unseren Lebensmitteln, wie Enzymen oder Aromen, wird es immer schwieriger, in der Produktion dieser Stoffe Gentechnikfreiheit zu gewährleisten. Wie schaut es wirklich aus?

Gentechnik

Auch die Anwendung von gentechnischen Verfahren in der Landwirtschaft wird beschönigt. Sie wird kurzerhand „Grüne Gentechnik“ genannt. Die Farbe grün ist nicht nur Symbol für das Grün der Natur, mit ihr wird uns Konsumenten auch unterschwellig suggeriert, dass ja alles nicht so Schreck einflößend ist, wie zunächst vermutet.

Bei transgenen Pflanzen, d.h. genetisch veränderten Pflanzen, gibt es weltweit vielfältige Zielsetzungen:

1. Entwicklung bestimmter Resistenzen und toxischer Wirkungen:

   a) Herbizid-Resistenz
   „HR-Pflanzen“ sind gegen gewisse Unkrautvernichtungsmittel resistent, d.h. sie widerstehen Behandlungen mit Herbiziden. Das Unkraut

geht ein, die Kulturpflanze überlebt. Prominentestes Beispiel ist die Roundup-Ready®-Sojabohne, die gegen das Unkrautvernichtungsmittel Glyphosat immun ist.

b) Insektenschutz
Bt-Pflanzen werden durch das Einsetzen eines fremden Gens so verändert, dass sie selbst ein Insektengift erzeugen. Bekanntestes Beispiel ist der Bt-Mais, dem das Gen des Bodenbakteriums Bacillus thuringiensis eingesetzt wurde, das auf den Maiszünsler tödlich wirkt. Die Maispflanze erzeugt aufgrund dieses fremden Gens das Bt-Toxin und ist damit gleichzeitig natürliche Nahrungsquelle und tödliches Gift in einem.

c) Pilzresistente Pflanzen

d) Virusresistente Pflanzen

2. Veränderung der Reifezeiten und der Transporteigenschaften

a) Verbesserung der Lager- und Transporteigenschaften:
Prominentester Versuch war die Anti-Matsch-Tomate.

b) Verzögerung des Reifeprozesses

3. Veränderung der Pflanzeninhaltsstoffe
z.B. Änderung der Fettsäurenzusammensetzung, wie Erhöhung des Ölsäuregehaltes in der Sojabohne oder des Stärkegehaltes bei Kartoffeln.

Manche Pflanzen sind mehrfach genetisch verändert, wie z.B. Virus- und Insektenresistenz bei Kartoffeln.

Welche genetisch veränderten Pflanzen sind nun für uns Konsumenten relevant bzw. wo werden sie eingesetzt?

Bisher wurden in Europa mit Ausnahme kleinerer Flächen in Spanien und Deutschland keine gentechnisch veränderten (gv) Pflanzen angebaut. Und bis 2004 gab es Saatgut nicht frei zu kaufen. Der zwischen 1998 und 2003 wirksame Zulassungsstopp für gv-Pflanzen wurde jedoch aufgehoben. Mehrere Sorten gv-Mais sind inzwischen zum Verkauf freigegeben. Wobei aber die Landwirte beim Anbau von gv-Pflanzen besondere Regeln einhalten müssen.

Weltweit schaut das ganz anders aus. Seit 1996 in den USA die ersten gentechnisch veränderten Pflanzen angebaut wurden, sind die Anbauflächen bis 2004 auf über 81 Millionen Hektar gestiegen. Der Marktanteil von gentechnisch verändertem Saatgut liegt aktuell bei etwa 16 Prozent. Die Steigerungsraten beim Anbau liegen alljährlich zwischen 10 und 20 Prozent. Allein 2004 kultivierten 8,25 Mio. Landwirte transgene Pflanzen – überwiegend in Süd- und Nordamerika, China, Indien, Australien und Südafrika.

Bereits mehr als die Hälfte der Sojabohnen, die weltweit produziert werden, stammen aus gentechnisch veränderten Sorten. Auch bei Mais, Raps und Baumwolle sind Gentechnik-Pflanzen weit verbreitet.

Kommerziell zugelassene gentechnisch veränderte Pflanzen sind:

Baumwolle, Blumenkohl, Brokkoli, Radicchio/Chicorée, Flachs, Gurke, Kartoffel, Kürbis (Squash), Mais, Melone, Nelke, Papaya, Paprika, Petunie, Raps, Reis, Rote Bohne, Sojabohne, Tabak, Tomate, Weizen, Zuckerrübe.

Europa ist keine Insel. Soja und Mais sind Grundlage für Futtermittel und zahlreiche Lebensmittelzutaten, daher kommen viele Lebensmittel auf diesem Weg mit gentechnisch veränderten Pflanzen in Kontakt, ohne jedoch selbst gentechnisch verändert zu sein.

Soja

Aus Soja kann das Öl in Margarine, das Lecithin in Schokolade, Keksen oder Eis sein, aber auch Eiweiße oder Vitamine, die in vielen anderen Produkten enthalten sind, können daraus stammen. Jährlich werden etwa 35 Millionen Tonnen Soja-Rohstoffe in die EU eingeführt. In den Erzeugerländern, wie USA, Argentinien und Brasilien, werden großflächig gv-Sojabohnen angebaut.

Eine exakte Trennung von konventionellem und gv-Soja ist bei dieser Importware nicht mehr möglich.

Mais

Mais wird nur zu einem kleinen Teil als Gemüse verzehrt, doch ist er in vielen verarbeiteten Produkten in verschiedenster Form enthalten. Mais ist die Basis für Stärke – einem Grundstoff, der nicht nur in der Chemie- und Papierindustrie, sondern auch für zahlreiche Lebensmittelzutaten und Zusatzstoffe eingesetzt wird. Viele süße Produkte können etwa Traubenzucker und Glukosesirup enthalten, die aus Maisstärke hergestellt werden.

Lebensmittel, in denen Maisprodukte verwendet werden, sind:

Maiskörner trocken, gemahlen	**Maisstärke**	**Maiskeimöl**	**Glucosesirup/ Dextrose**	**Maltodextrine**
Mehl Körnermais Polenta	Puddingpulver Milchdesserts Bratensaucen Mayonnaise Backwaren Schokodrinks Fertiggerichte Kuchenfüllung	Speiseöl Margarine Mayonnaise Kartoffelchips Salatdressings Saucen	Backwaren Getränke Eiscreme Süßwaren Fruchtgetränke Marmeladen Fruchtzubereitungen Müsli Glasuren und Überzüge	Babynahrung Süßwaren Backwaren Fertiggerichte Sportdrinks Trägerstoffe für Aromen

Raps

Rapsöl wird gleichfalls in vielen Fertigprodukten wie Mayonnaise oder Margarine eingesetzt.

Kartoffel

In den USA und Kanada sind bereits Kartoffelsorten auf dem Markt, die gegen Kartoffelkäfer, das Kartoffel-Blattrollvirus und das Kartoffelvirus X resistent sind und damit höhere Ernteerträge erbringen können. Ein weiterer Schwerpunkt der Forschung liegt in der Veränderung der Stärkezusammensetzung. Die transgenen Kartoffeln enthalten nun einen Anteil von bis zu 100 Prozent Amylopektin. Die aus diesen Kartoffeln gewonnene Stärke eignet sich nicht nur für den Einsatz in der technischen Industrie, sondern auch als Binde- und Verdickungsmittel in der Lebensmittelindustrie. Kartoffelstärke kommt ähnlich wie Maisstärke in den vielfältigsten Fertigprodukten zum Einsatz.

Reis

Die Reispflanzen werden mittlerweile genetisch verändert, um gegen Schädlinge, Pilze und Viren resistent zu sein und den Ertrag zu steigern. Darüber hinaus wird auch versucht, die Phosphataufnahme der Pflanzen zu verbessern, wodurch eine weitere Ertragssteigerung erzielt werden könnte.

Baumwolle

Herbizid- und insektizidresistente Baumwolle wird vorwiegend im asiatischen Raum, wie China und Indien, angebaut sowie in den USA.

Zusatzstoffe und Aromen

Bakterien, Hefen oder Pilze können mit gentechnischen Verfahren dazu gebracht werden, dass sie effektiv bestimmte Substanzen produzieren, die als Zusatz- und Hilfsstoffe in der Lebensmittelindustrie verwendet werden. Die bekanntesten Beispiele sind: Vitamin B2 oder Vitamin B12, β-Carotin, Lysozym oder Xanthan und verschiedene Aminosäuren, die etwa in Süßstoffen (Aspartam) oder Geschmacksverstärkern (Glutamat) enthalten sind.

Enzyme

Am weitesten verbreitet ist der Einsatz gentechnisch veränderter Mikroorganismen bei der Herstellung von Enzymen. Diese sind die natürlichen

Enzym	Anwendung
α-Acetolactate-Decarboxylase	Getränke
α-Amylasen	Getreide und Stärke, Getränke, Futtermittel, Textilien, Waschmittel, Zellulose und Papier, Abwasseraufbereitung, Früchte und Gemüse, Zucker und Honig, Backwaren, Geschirrspülmittel, Verschiedenes
Catalasen	Milch, Eier, Textilien, Verschiedenes
Cellulasen	Textilien, Waschmittel, Futtermittel
Chymosin	Käse
Cyclodextrin-Glycosyl-Transferase (CGTase)	Getreide und Stärke
α-Galactosidasen	Futtermittel
β-Glucanasen	Getreide und Stärke, Futtermittel, Diätnahrung
Glucose-Isomerase	Getreide und Stärke
Glucose-Oxidasen	Eier, Getränke, Backwaren, Salate, Verschiedenes
2-Haloalkanoate-Dehalogenase	Verschiedenes (Non-Food)
Hemicellulase	Backwaren
Lipase	Fette und Öle, Backwaren, Futtermittel, Waschmittel, Geschirrspülmittel, Zellulose, Papier, Leder
Maltogene Amylase	Fruchtsäfte
Pectinase	Verschiedenes (Non-Food)
Penicillin-Amidase	Futtermittel
Phytase	Futtermittel
Protease	Käse, Waschmittel, Fleisch, Fisch, Getreide und Stärke, Getränke, Backwaren, Salate, Futtermittel, Zellulose und Papier, Leder, Geschirrspülmittel, Verschiedenes
Pullulanase	Getreide und Stärke, Getränke, Backwaren
Xylanase	Backwaren, Getränke und Stärke, Futtermittel, Textilien, Zellulose, Stärke

Quelle: BATS 2/97 (übersetzt und ergänzt nach Stand April 1998).

Werkzeuge der Zellen, mit denen sie zielgerichtet Moleküle auf-, ab- oder umbauen. Heute werden Enzyme zu verschiedenen Zwecken in der Lebensmittelverarbeitung eingesetzt, etwa bei Brot und Backwaren, Saft und Wein, Fertig- oder Tiefkühlprodukten.

- Beispiel Käse: Damit aus Milch Käse werden kann, muss Labferment zugesetzt werden. Es wird traditionell aus Kälbermagen gewonnen und enthält Chymosin, ein Enzym, das die Dicklegung der Milch einleitet. Heute wird Chymosin mit gentechnisch veränderten Mikroorganismen hergestellt. Es findet in vielen Ländern Verwendung.
- Beispiel Stärkeverzuckerung: Enzyme zerlegen Stärke – vor allem aus Mais – in ihre Zucker-Grundbausteine. Dieser als Stärkeverzuckerung bezeichnete Prozess wird heute großtechnisch mit Säure oder mit Enzymen durchgeführt. Die Produkte, wie etwa Traubenzucker, Dextrine oder Glukosesirup, werden vielfach als Lebensmittelzutaten und Zusatzstoffe verwendet. Die eingesetzten Enzyme lassen sich überwiegend mit Hilfe gentechnisch veränderter Mikroorganismen gewinnen.

Ohne es zu ahnen, begegnen Ihnen in nahezu jedem Produkt Enzyme, die bereits aus gentechnisch veränderten Organismen hergestellt werden können und auch an die Industrie verkauft werden.

Starter- und Schutzkulturen

Mikroorganismen werden schon seit tausenden Jahren zur Haltbarmachung und Veredelung von Lebensmitteln eingesetzt. Hefen dienen zur Produktion von Brot, Wein und Bier, Milchsäurebakterien und Schimmelpilze helfen bei der Produktion von Käse, Joghurt, Sauermilch, Rohwurst oder Sauerteig. Seit die Mikroorganismen in Reinkultur gezüchtet werden können, werden sie als Starterkulturen den Rohwaren zugesetzt, um einen kontrollierten Fermentationsprozess zu gewährleisten, zum Beispiel die Vergärung, Rohwurst-Reifung oder das „Gehen“ des Brotteigs.

Schutzkulturen können empfindliche Frischprodukte, wie Fleisch oder Salat, vor dem vorzeitigen Verderb bewahren, indem sie Stoffe ausscheiden, die Krankheitserreger am Wachstum hindern oder abtöten.

Durch gentechnische Methoden werden die Mikroorganismen ihrem jeweiligen Produktionssystem optimal angepasst, um Produktions- und Reifungsvorgänge der Lebensmittel rascher und einheitlicher ablaufen zu lassen.

- Beispiel Käse: Starterkulturen können durch Viren befallen werden, was Produktionsausfälle zur Folge hat. Mit Hilfe gentechnischer Methoden werden Milchsäurebakterien gezüchtet, die gegen diesen Virenbefall resistent sind. Die natürliche Fähigkeit der Milchsäurebakterien, antimikrobielle Substanzen (Lysozym) gegen Fremdkeime zu bilden, wird durch Gentechnik verstärkt. Für die Käsereifung spielen eiweißspaltende Enzyme (Proteasen) eine wichtige Rolle bei der Entwicklung des typischen Käsearomas. Gentechnisch optimierte Milchsäurebakterien können mehr dieser Enzyme produzieren, sodass die Käsereifung beschleunigt werden kann.

Gentechnik-Kennzeichnungspflicht

Es gibt zwar die Kennzeichnungspflicht für Lebensmittel, die aus gentechnisch veränderten Organismen hergestellt werden, das hilft uns aber in vielen Fällen nicht weiter. Nur wenn der gentechnisch manipulierte Organismus (GVO) – Pflanze, Tier oder Mikroorganismus – im Lebensmittel direkt enthalten ist, muss es am Produkt angeführt werden. Stoffe, die durch gentechnisch veränderte Organismen hergestellt werden, oder Produkte (Milch, Fleisch, Eier, ...) von Tieren, die mit gv-Futtermitteln gefüttert wurden, müssen jedoch nicht deklariert werden.

Einige Beispiele zur Gentechnik-Kennzeichnungspflicht:

		Kenn-zeichnung
Obst und Gemüse	**Gentechnisch verändertes Obst und Gemüse** nicht auf dem Markt	JA
Backwaren	**Gebäck, Kekse, Knabbergebäck**	
	Mehl aus gv-Soja	JA
	Fette und Öle aus Soja und Raps	JA
	Ascorbinsäure (Vitamin C), hergestellt mit gv-Mikroorganismen	NEIN
	Glutamat (Geschmacksverstärker bei Knabbergebäck), durch gv-Mikroorganismen hergestellt	NEIN
	Enzyme und andere Hilfsstoffe, durch gv-Mikroorganismen hergestellt	NEIN
Süßwaren	**Schokolade, Bonbons, Eis, Getränke**	
	Lecithin aus gv-Soja	JA
	Glucose oder Glucosesirup aus gv-Mais	JA
	Enzyme und andere Hilfsstoffe, durch gv-Mikroorganismen hergestellt	NEIN
	Zutaten und Zusatzstoffe aus gv-Mais	JA
	Süßstoff Aspartam, aus gv-Mikroorganismen hergestellt	NEIN
	Zitronensäure aus gv-Mikroorganismen hergestellt	NEIN
Käse		
	Milch von Tieren, die mit GVO-Futtermittel gefüttert wurden	NEIN
	Enzym Chymosin, mit gv-Mikroorganismen hergestellt	NEIN
Fleisch und Wurstwaren		
	von Tieren, die mit GVO-Futtermittel gefüttert wurden	NEIN
	Ascorbinsäure (Vitamin C), hergestellt mit gv-Mikroorganismen	NEIN
	Glutamat (Geschmacksverstärker bei Knabbergebäck), durch gv-Mikroorganismen hergestellt	NEIN

Quelle: TransGen Datenbank

Worin liegt das Gefahrenpotenzial bei gentechnisch veränderten Lebensmitteln?

Wir wissen nicht, wie sich die Pflanzen bei der Ausbringung verhalten, welche Auswirkungen die Gentechnik auf die Biodiversität hat, auf die Umwelt. Kann neben einer Landwirtschaft, bei der derartige Pflanzen angebaut werden, noch eine gentechnikfreie Landwirtschaft existieren, oder wird die Landwirtschaft in ihrer Gesamtheit zum Opfer und zur Geisel der Gentechnik? Der Horizontaltransfer ist ein nicht zu bestreitendes Faktum. Kann es bei ausgesetzten genetisch veränderten Pflanzen zu unkontrollierten Mutationen kommen?

Über die Auswirkungen auf unsere Gesundheit weiß man viel zu wenig. Dieser Teil ist ein noch großteils unerforschter Kontinent. Dass Allergien, Lebensmittelunverträglichkeiten zunehmen werden, ist auf jeden Fall zu befürchten.

Von den gesundheitlichen Risken einmal abgesehen, entfachen die Gesinnung und die Absicht, die hinter dieser Art der Produktion stehen, meinen Widerstand. Lebendige Systeme haben ein bestimmtes Ordnungsmuster, das reproduziert werden kann. Aus einem Regenwurm wird wieder ein Regenwurm. In der Evolution hat sich das Geeignete durchgesetzt, das Anpassungsfähigste und nie das Stärkste. Sonst wäre die Welt heute ausschließlich von Dinosauriern bevölkert.

Genetisch veränderte Organismen sind nur sehr eingeschränkt reproduzierbar. Niemand weiß, was mit ihnen in 100 oder 500 Jahren sein wird. Die Konsequenzen von dem, was die Technologie mit lebendigen Systemen anstellt, sind völlig unbekannt – wie die Auswirkungen auf unsere Gesundheit und die auf unsere Umwelt. Der Gang der Evolution wird gänzlich aus den Angeln gehoben und auf den Kopf gestellt. Zudem wird uns der freie Zugang zur Grundlage unserer Ernährung durch die Gentechnik verwehrt.

Gentechnisch veränderte Organismen sind patentiert, monopolisiert, unsere Nahrung wird in den Händen von wenigen Konzernen liegen.

Die Absicht der Monopolisierung können wir daran erkennen, dass versucht wurde, in gentechnisch veränderte Pflanzen z. B. ein Terminator-

Gen einzubauen. Durch das Terminator-Gen wird die Pflanze genetisch so modifiziert, dass ihr Same kurz vor der Ernte steril und somit nicht mehr vermehrungsfähig wird. Die Terminator-Technologie wurde ursprünglich von multinationalen Saatgut-Firmen und der agrochemischen Industrie entwickelt, um Landwirte daran zu hindern, ihr selbst geerntetes Saatgut wieder anzubauen.

Jeder kann sehen, wohin das führt – zur totalen Kontrolle und Monopolisierung unserer Lebensmittel und zur völligen Abhängigkeit der Bauern von ein paar Konzernen.

Seit es Ackerbau gibt, seit mehr als zehntausend Jahren, hat der Bauer einen Teil der Ernte für den Anbau des nächsten Jahres als Saatgut zurückbehalten. Damit soll nun Schluss sein. Mit Ausnahme von Landwirten mit einer Hofgröße bis 18 Hektar, doch wer kann von 18 Hektar im Ackerbau noch leben?

Schon der Einsatz von Hybrid-Saatgut und Pflanzen war der erste Schritt zum Entzug der bäuerlichen Souveränität.

Hybrid-Saatgut „F1“ wird aus bestimmten Mutter- und Vaterpflanzen gezüchtet, um der Tochterpflanze besondere Eigenschaften zu geben. Der Samen aus der Tochterpflanze behält diese Eigenschaften beim Nachbau jedoch nicht. Einige „F1“-Pflanzen sind zwar steril, die meisten blühen jedoch und kommen zum Samen. Doch beim Nachbau zeigen sich alle möglichen Formen, die stark von den gewünschten Eigenschaften abweichen. So kann ein Ackerbauer oder Erwerbsgärtner mit dem Bestand nichts mehr anfangen. Das Saatgut ist nicht mehr verwendbar.

Hybrid-Sorten können nur für eine Generation, einen Erntezyklus, produziert werden. Daher können sie sich als Sorte nicht weiterentwickeln und tragen nichts zur Biodiversität bei.

Jetzt folgt – gut vorbereitet und mit hohem Kapitaleinsatz gesteuert – der zweite Schritt, die totale Entmachtung und Vernichtung der bäuerlichen Autonomie.

Jedes Körnchen Saatgut wird lizenzpflichtig sein, wer das gentechnisch veränderte Saatgut erwirbt, muss selbstverständlich auch das dazugehörige Pestizid von demselben Konzern erstehen. Nichts anderes als die totale

Auslieferung der weltweiten Landwirtschaft an wenige Konzerne wird angestrebt.

Wie schon gesagt, all dieses Saatgut und diese Pflanzen sind patentiert, haben einen Eigentümer, dem alle Rechte zugestanden werden, sein Eigentum weltweit zu schützen und zu kapitalisieren. Eigentumsrechte sind bekanntlich unantastbare Rechte!

Wir alle werden unserer Ernährung, unserer Lebensgrundlagen, enteignet. Es geht um die totale Monopolisierung des Agrarmarktes und folglich unserer Nahrung!

Der nächste Schritt ist schon gesetzt. Monsanto, der in der Landwirtschafts-Gentechnik führende US-Konzern, versucht bereits, ein genetisch verändertes Schwein patentieren zu lassen. Der Kreislauf wird langsam geschlossen – Saatgut, Pflanzen, Tiere und Landwirtschaft – alles patentiert, alles aus einer Hand. Dünger – Pestizide – Lagerschutzmittel, und wenn wir daran erkranken, kommt womöglich die Medizin wiederum vom selben Konzern.

Dem Traum mittels Anbau von Gemüse im eigenen Schrebergarten oder mittels gentechnikfrei gehaltener kleinstrukturierter Landwirtschaft Widerstand gegen diese Entwicklung zu leisten, diesem Traum wird ein jähes Erwachen folgen. Sobald der Anbau der ersten gentechnisch veränderten Pflanzen gestattet wird, wird die Schrebergärtner-Mentalität an der geschaffenen Realität zerbrechen!

Die lange Zeit verfolgte Idee der Koexistenz von einer mit gentechnisch veränderten Organismen arbeitenden Landwirtschaft und einer gentechnikfreien Landwirtschaft war eines der dümmsten und absurdesten Konzepte – getragen vom naiven Wunsch, den eigenen Hof, die selbst geschaffene Idylle, zu schützen.

> „Die Sterilität der bürgerlichen Welt wird im Suizid enden
> oder in einer neuen Form kreativer Partizipation.
> Dies ist das ‚Thema unserer Zeit' …
> es ist die Substanz unserer Träume und die
> Bedeutung unserer Handlungen."
>
> Octavio Paz, *Das Labyrinth der Einsamkeit*

Wir müssen uns von der Vorstellung trennen, dass Staatsgrenzen in der Landwirtschaft Schutz geben. Einmal ausgesetzt, werden wir, schneller als wir ahnen, zu Geiseln dieses zielgerichteten Treibens. Im Übrigen:

- „Pflanzensorten und Tierrassen sind von der Patentierung ausgeschlossen." Das war die gute Nachricht.
- „Wenn die Ausführung der Erfindung technisch nicht auf eine bestimmte Pflanzensorte oder Tierrasse beschränkt ist, oder wenn es sich um biologisches Material handelt, das mit Hilfe eines technischen Verfahrens aus seiner natürlichen Umgebung isoliert und hergestellt wird, wird die Patentfähigkeit wieder zugestanden. Eine Patentierung wird nicht ausgeschlossen, selbst wenn der Aufbau dieses Bestandteiles mit dem eines natürlichen Bestandteiles ident ist."

Sie sehen, zuerst das Narkotikum und dann, wenn Ihre Aufmerksamkeit getrübt ist, die rücksichtslose Umsetzung der Interessen einiger Konzerne. Dass Gene hoch verdichtete biologische Informationsträger sind, die nicht erfunden, sondern entdeckt werden, wird nicht berücksichtigt.

Kurzum: Gene, die aus Pflanzen oder Tieren isoliert werden, mutieren zu Erfindungen, und Erfindungen sind patentierbar. Damit fallen sie unter das staatlich geschützte Eigentumsrecht.

Der Herausgeber der größten österreichischen Tageszeitung hat mir eines Tages gesagt: „Von der Politik kommt kein Heil." Dem schließe ich mich an. Wir können die Verantwortung nicht an die Politik delegieren. Für unsere Interessen müssen wir persönlich einstehen.

Was tun?

Wach sein. Wir dürfen uns nicht einschüchtern lassen. Gegen den aufkommenden und bewusst, gezielt entfachten Defätismus müssen wir uns immunisieren. Solidarisieren sich die Konsumenten, gehen alle diese grandiosen Konzerne mitsammen in die Knie.

Letztlich sind wir Endverbraucher für den Reichtum und die Renditen der Konzerne alleine verantwortlich. Boykottieren wir deren in meinen Augen schändliches Tun, zeigen wir ihnen ihre Grenzen auf. Wir müssen in unseren Abwehrstrategien findig und klug sein. Solidarisches Handeln nährt den Mut jedes Einzelnen. Nicht den Mut der Verzweiflung, sondern den der Gewissheit. Die Auseinandersetzung ist noch zu gewinnen!

Zwei Gedanken haben mich bei der Arbeit an diesem Buch geleitet. Den Schrecken, die Auswüchse in der Landwirtschaft und in der Lebensmittelverarbeitung darzustellen und aufzuzeigen, dass es erfolgreiche, gelebte Alternativen gibt.

Dem Schrecken müssen wir uns stellen, dürfen dabei aber nicht aus den Augen verlieren: Es ist nur ein kleiner Schritt ins irdische Paradies.

> „An jenem Tag erhob ich
> für sie meine Hand zum Schwur,
> dass ich sie aus der Knechtschaft Ägyptens
> herausführen würde in ein Land,
> das ich für sie ausgekundschaftet hatte,
> das von Milch und Honig überfließt,
> die Zierde ist unter allen Ländern,
> und ich sprach zu ihnen: Werft die Scheusale weg,
> an denen eure Augen hängen, und macht
> euch nicht mit den Götzen Ägyptens unrein!“
>
> Ezechiel 20, 6–7

Sie sehen, die Tore zum irdischen Paradies waren immer offen, die Verheißung intakt. Nicht aufs Jenseits werden wir vertröstet. Hier und jetzt ist das Unmögliche möglich. Den Schritt über die Schwelle des Tores müssen wir selber tun. Niemand wird uns über die Schwelle tragen.

Wir müssen lernen, zu differenzieren und zu trennen. Was dem Leben entgegensteht, darf keinen Bestand haben und nicht Teil unserer Nahrung sein. Wir müssen für uns die Muster, die Strukturen entdecken, nach denen das ganze Leben, der Kosmos und der Geist miteinander verbunden sind.

Eine Geisteshaltung, in der die Natur, alle Lebewesen lediglich auf ihren Gebrauchswert reduzierte Ressourcen sind, wird uns alle in den Abgrund stürzen. Bei diesen Handlungsmustern wird es nur Verlierer geben.

Die Landwirtschaft und das Herstellen von Lebensmitteln ist nicht der Ort des weltweit Operierenden. Die Tugend der Qualität kommt aus dem Überschaubaren, Nachvollziehbaren, aus der Regionalität. Solange wir den ländlichen Raum, die Regionen entvölkern, menschenleere Räume schaffen, macht der hehre Wert der Regionalität keinen Sinn. Sie ist ein bloßes theoretisches Konstrukt, bloßes Futter für die Sonntagsreden der Politiker. Regionalität gibt es nur dort, wo die Regionen zu vitalen Lebens- und Kulturräumen werden.

Der städtische und der ländliche Raum brauchen einander. Sie leben voneinander und müssen füreinander fruchtbar sein. Und die Voraussetzung, Bestehendes, Krankmachendes zu verändern, ist das individuelle Unbehagen. Kommt es zu einer Solidarisierung, finden wir den Weg aus der Rationalisierungs-Sackgasse.

„Es gibt eine andere Welt, aber sie ist in dieser." Paul Eluard bringt es in seinem Gedicht zum Klingen. Schließen wir nicht die Augen, verweigern wir nicht den Blick auf das Notwendige! Wir haben keine andere Welt.

Humanisieren wir unseren Umgang mit der Natur, den Lebewesen und die Beziehungen unter uns Menschen. Doch ob eins und eins immer zwei sind, ist noch nicht ausgemacht.

„… May God us keep
From single vision …"[2]
William Blake

Das irdische Paradies nicht als Ort der „Selbstverantwortungslosigkeit", sondern als Ort, an dem wir mehren, was unserer Lebensbefähigung förderlich ist, und eliminieren, was ihr schädlich ist. Schaffen wir eine lebenswerte Welt und erlernen wir die „Lebenskunst" zu leben.

Aus dem Dunkel des Mittelalters erstrahlen zwei Lichtgestalten, von denen wir uneingeschränkt lernen könnten, die uns Beispiel geben. Der Hl. Franziskus – der eine. „Vor der Feindschaft von Natur und Mensch hat er die Augen nicht verschlossen, er stellte sich ihr und zugleich machte er die

2 Möge Gott uns vor einer einseitigen Sicht bewahren.

Schritte zur Versöhnung, indem er mit brüderlicher Gesinnung auf den reißenden Wolf von Gubbio zuging. Er garantierte sowohl ihm als auch den Menschen die jeweilig benötigende Lebensgrundlage und versöhnte sie miteinander."

Erinnern Sie sich noch, wie Hans Ackerl es ausdrückte? „Jedes Lebewesen, dem das Recht auf Leben genommen wird, radikalisiert sich."

Stärken wir in uns die Kräfte der Versöhnung, um das Destruktive, das uns alle ohne Ausnahme zugrunde richtet, zu überwinden. Der Hl. Franziskus begründete einen völlig anderen Umgang mit den Menschen, Tieren und Pflanzen. Er wusste um die Verflechtung von Umwelt, Tieren und Menschen. Sein Weg war eine universale Bruderschaft, in der Menschen, Tiere, Pflanzen und Gesteine als Bruder und Schwester betrachtet wurden. Sie waren für ihn alle beseelte Wesen. Er war ein Troubadour, der durchdrungen war von der Liebe zu allem Existierenden.

In seinem *Sonnengesang* lobt er:

> „Laudato si, mi signore, per sora nostra matre terra,
> la quale se sustenta et governa,
> et produce diversi fructi con coloriti flori et herba."[3]
>
> Il Cantico di Frate Sole

Der andere ist der Hl. Benedikt. So wie der Hl. Franziskus hielt er Zwiegespräche mit den Pflanzen, er entwickelte die Landwirtschaft. Sowohl für den Hl. Franziskus als auch für den Hl. Benedikt war die Landwirtschaft, das Produzieren von Lebensmitteln, eine heilige Handlung. Denn der Mensch lebt nicht von Brot allein.

Für den Hl. Benedikt bilden Gärten Brücken zwischen den Menschen.

---

3 Gepriesen seist du, mein Herr
durch unsere Schwester, Mutter Erde,
die uns ernährt und regiert und mannigfaltige Frucht
hervorbringt und bunte Blumen und Kräuter.

Vor allem das Interesse an den Pflanzen und die Freude an ihrem Duft und an ihrer Schönheit führt Menschen zusammen, lässt in ihnen Ahnungen vom Paradies entstehen.

> „Schläft ein Lied in allen Dingen,
> die da träumen fort und fort,
> und die Welt hebt an zu singen,
> triffst du nur das Zauberwort."
>
> Joseph von Eichendorff

Danksagung

Zum Entstehen meines Buches haben viele beigetragen, denen ich meinen persönlichen Dank aussprechen möchte. Vergessene mögen es mir verzeihen.

Ein herzliches Dankeschön für den Langmut, den Rat und die Hilfe – dir Alfons, Dipl.-Ing. Günter Bindeus, Michael Buchner, Dipl.-Ing. Dr. Helmut Burtscher, Claudia, Concetta, Francesco, Hans, Katharina, Prof. Dr. Herbert Klima, Prof. Dipl.-Ing. Dr. Sigurd Konrad, Ing. Helmut Langer, Markus, Prof. Dr. Ludwig Maurer, Monika, Severina, Stephan, Maria und Hubert Wörgötter.

Bildnachweis

Wörgötter, Ackerl, Piatti, Langer: © Jack Polacsek

Wir bedanken uns für die kostenlos zur Verfügung gestellten Fotos:

Phazelia-Feld: © Dreschflegel GbR Witzenhausen

Sizilien: © Francesco Salamita

Markus Schörpf mit seinen Ziegen: © Markus Schörpf

Literaturverzeichnis

Agrarbündnis Landwirtschaft (Hrsg.): Der kritische Agrarbericht. ABL Bauernblatt Verlags GmbH, Bielefeld. Jahrgang 2000–2004.

Aquin, Thomas von: Summa Theologica. Wien 2004

Arbeitskreis Hörner tragende Kühe (Hrsg.): Die Kuh braucht ihre Hörner. Maierhofen 2002

Bachtin, Michail: Rabelais und seine Welt. Frankfurt am Main 1987

Bhagavad, Gita: Übersetzt von Michael von Brück. München 1993

Bateson, Gregory: Ökologie des Geistes. Frankfurt am Main 1981

Bischof, Marco: Biophotonen. Das Licht in unseren Zellen. Frankfurt am Main 1995

Blake, William: The Poetry and Prose. New York 1965

BSE und der Mensch – eine Reise ins Ungewisse. Neue Zürcher Zeitung, 28.2.2001

Campell, Bernard: Ökologie des Menschen. München 1985

Celano, Thomas: Leben und Wunder des hl. Franziskus von Assisi. Werl 1964

Creuzer, Georg Friedrich: Symbolik und Mythologie der alten Völker. Leipzig/Darmstadt 1843

Dante, Alighieri: Die göttliche Komödie. Leipzig 2001

De la Boétie, Etienne: Von der freiwilligen Knechtschaft. Frankfurt am Main 1980

Diels, Hermann: Fragmente der Vorsokratiker. Berlin 1937

Der Koran. Übersetzt von Max Henning. Kreuzlingen/München 2001

Die heilige Schrift. Übersetzt von Leopold Zunz. Basel o.J.

Die heilige Schrift. Elberfelder Bibel. Wuppertal 1985

Dietrich, Albrecht: Eine Mitrasliturgie. Leipzig/Berlin 1923

Eisler, Robert: Orphisch-Dionysische Mysteriengedanken. Leipzig/Berlin 1925

Eliade, Mircea: Schmiede und Alchemisten. Stuttgart o.J.

Elmadfa, I./Zarfl, B./König, J.: Aufnahme an Zusatzstoffen in Österreich. Inst. f. Ernährungswissenschaften, Universität Wien 1996 (= Forschungsberichte Bundeskanzleramt, Sektion VI, Februar 1998)

Elmadfa, I.: Österreichischer Ernährungsbericht 1998. Inst. f. Ernährungswissenschaften, Universität Wien

Eluard, Paul: Die öffentliche Rose. Neuwied 1963

Fachgebiet Nutztierethologie/Beratung Artgerechte Tierhaltung (Hrsg.): Ökologische Rinderhaltung. Universität GH Kassel, Fachgebiet Nutztierethologie. Witzenhausen 1997
Foodwatch e.V.: Lug und Trog. Futtermittel-Report. April 2005
Frazer, James George: Der goldene Zweig. Köln 1922

Gogolok, P. Osmar: Das Verhältnis des hl. Franziskus zur Schöpfung (http://www.comenius-kolleg.de/osmar.htm)
Goethe, Johann Wolfgang: Schriften zur Naturwissenschaft. Stuttgart 1977
Goethe, Johann Wolfgang: Faust. Frankfurt am Main 1994
Goethe, Johann Wolfgang: Gedichte. Frankfurt am Main 1988

Heidegger, Martin: Die Technik und die Kehre. Pfullingen 1962
Heidegger, Martin: Der Ursprung des Kunstwerks. Stuttgart 1978
Heiss, R./Eichner, K.: Haltbarmachung von Lebensmitteln. 3. Auflage. Hamburg 1994
Heiss, R.: Lebensmitteltechnologie. 5. Auflage. Hamburg 1996
Hesiod: Theogonie. München 1991
Hippokrates: Die Werke des Hippokrates. Stuttgart 1933 ff.
Homer: Odyssee. Zürich 1994
Honnefelder, L.: Novel Food – Zu den ethischen Aspekten der gentechnischen Veränderung von Lebensmitteln. Vorträge N 446, Nordrhein-Westfälische Akademie der Wissenschaften 1998
Hülsewiede, B.: Indiens heilige Kühe. Münster 1986

Institut f. ökologische Wirtschaftsforschung gGmbH/foodwatch e.V.: Was kostet ein Schnitzel wirklich? Ökologisch-ökonomischer Vergleich der konventionellen und der ökologischen Produktion von Schweinefleisch in Deutschland. Berlin/Hannover März 2004

Kuhnert, Peter: Zusatzstoffe kompakt. Hamburg 2004
Konrad, S./Fürschuss, N./Vier Pfoten Stiftung für Tierschutz: Überlegungen bezüglich eines Ausstiegs aus der Käfighaltung von Legehennen. Universität für Bodenkultur Wien. Mai 2004
Konrad, S./Fürschuss, Nicholas/Vier Pfoten, Stiftung für Tierschutz: Richtlinien zur artgemäßen Nutztierhaltung, Rinder – Schweine – Pute – Hühner – Wassergeflügel. Wien 2004.
Kubelka, Peter: Warum ist denn Kochen Kunst, Herr Kubelka? Frankfurter Allgemeine Zeitung Magazin, 6.12.1996
Kubelka, Peter: Warum kochen Männer anders als Frauen, Herr Kubelka? Frankfurter Allgemeine Zeitung Magazin, 27.12.1996

Levinas, Emmanuel: Totalität und Unendlichkeit. Freiburg 1987
Lévi-Strauss, Claude: Gott – gibt es den überhaupt? Ein Gespräch zwischen Ch. Chabanis und Claude Lévi-Strauss. Linguistica Biblica 32. Bonn 1974
Lévi-Strauss, Claude/Eribon, Didier: Das Nahe und das Ferne. Eine Autobiographie in Gesprächen. Frankfurt am Main 1989

Marten, Rainer: Menschliche Wahrheit. München 2000

Martin, Maurice: Die Pflanze zwischen Erde und Kosmos. Schaffhausen o.J.
Marx, Karl/Engels, Friedrich: Werke. Berlin 1957 ff.

Obermaier, Julius F.: Von heiligen Kühen und Rinderkulten. Lebendige Erde 6/2000
Ovid: Metamorphosen. Zürich 1990

Paracelsus: Werke. Darmstadt 1965 ff.
Paz, Octavio: Das Labyrinth der Einsamkeit. Frankfurt am Main 1988
Portmann, Adolf: Im Kampf um die Auffassung vom Lebendigen. Zürich 1970
Projektbericht: 1 Jahr BSE – von der Hysterie zur Gleichgültigkeit? Universität für Bodenkultur. Wien 2002
Proust, Marcel: Auf der Suche nach der verlorenen Zeit. Frankfurt am Main 1994

Rabelais, François: Gargantua und Pantagruel. München 1979
Riffkin, Jeremy: The Rise and the Fall of the Cattle Culture. New York 1992

Schmidt, Götz/Jasper, Ulrich: Agrarwende oder die Zukunft unserer Ernährung. München 2001
Schrödinger, Erwin: Was ist Leben? München 2003
Schweizer Tierschutz STS: Wirtschaftliche Vorteile tierfreundlicher Produktionsverfahren (Projektarbeit Leitung Dr. H. U. Huber). Januar 2000
Shakespeare, William: König Lear. Stuttgart 1966
Steiner, Rudolf: Erde und Naturreiche. Stuttgart 1981
Steiner, Rudolf: Natur-Grundlagen der Ernährung. Stuttgart 1994
Steiner, Rudolf: Geisteswissenschaftliche Grundlagen zum Gedeihen der Landwirtschaft. Dornach 1979
Steiner, Rudolf: Das Initiaten-Bewußtsein. Dornach 1969
Steiner, Rudolf: Natur und Mensch in Geisteswissenschaftlicher Betrachtung. Dornach 1981
Steiner, Rudolf: Die Brücke zwischen der Weltgeistigkeit und dem Physischen des Menschen. Dornach 1980
Steiner, Rudolf: Die Geheimwissenschaften im Umriß. Dornach 1977
Storl, Wolf-Dieter: Shiva. Bürgrain 2002

Teuber, Michael: Gentechnik für Lebensmittel. Vorträge N 446, Nordrhein-Westfälische Akademie der Wissenschaften 1998

Ulrich, Florian Matthias: Nahrungsmittel aus Massentierhaltung und aus tierschutzgerechter Haltung: Eine Literaturstudie über mögliche Unterschiede in den Inhaltsstoffen, unter spezieller Berücksichtigung von Vitaminen, Lipiden, Proteinen, Hormonen, Medikamentenrückständen und pathogenen Keimen. Diplomarbeit Universität Salzburg 2005

Vergil: Georgica. Zürich 1995

Wiegemann, K.: Unser täglich Brot unter der Lupe. 2. Auflage. Öko-Institut Darmstadt 2001
Wyss, Stephan: Der heilige Franziskus von Assisi. Luzern 2000

>>WER GLAUBT, JEDES GEHEIMNIS ZU KENNEN, KENNT KEIN GEHEIMNIS<<

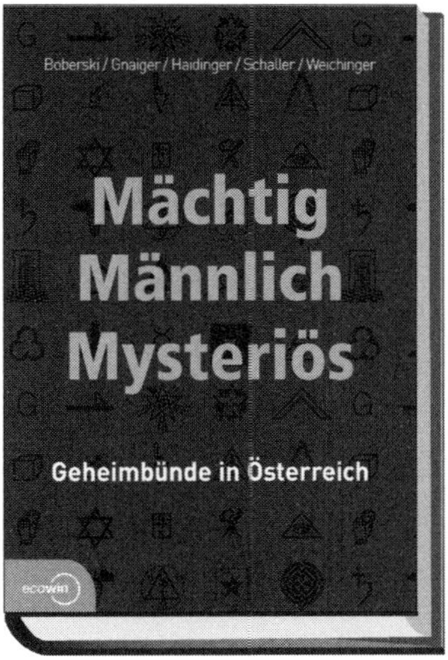

Boberski / Gnaiger / Haidinger
Schaller / Weichinger

Mächtig
Männlich
Mysteriös

Geheimbünde in Österreich

320 Seiten
Gebunden mit Schutzumschlag

ISBN 3-902404-16-7

Geheimgesellschaften: Es gibt sie wirklich.
Auch in Österreich. Und ihre verborgenen Aktivitäten sind präsenter, als man glauben möchte. Angeblich verschaffen sie Macht, Geld und Einfluss. Ihre geheimen Machenschaften sind vielen suspekt und – spätestens seit den Weltbestsellern von Dan Brown – Anlass für zahlreiche Spekulationen und Verschwörungstheorien. Die umfassende und profunde Recherche des Autorenteams ermöglicht erstmals einen Blick hinter sonst verschlossene Türen und bringt etwas Licht ins Dunkel.
Folgen Sie den Autoren in eine Welt voller mystischer Geheimnisse, geschichtsträchtiger Symbole und bewegender Rituale.

ecowin

>>Der vermutlich beste Reporter des ORF ... bei Orter steht und stand stets das Bemühen im Vordergrund, dem Publikum das Geschehen fast physisch greifbar zu machen<<

Die Presse

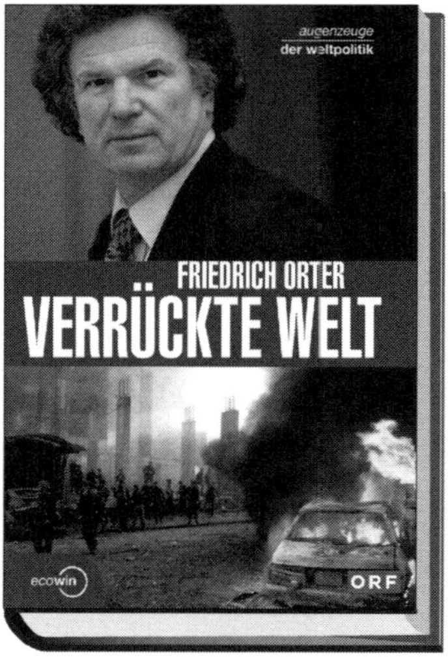

Friedrich Orter

Verrückte Welt

Augenzeuge der Weltpolitik

296 Seiten
mit über 100 farbigen Bildern
aus dem Privatarchiv
Gebunden mit Schutzumschlag

ISBN 3-902404-15-9

Seit dreißig Jahren ist Friedrich Orter in Krisen- und Kriegsgebieten unterwegs. Es sind Reisen zu Menschen, die mit Elend und Gewalt konfrontiert sind. Begegnungen mit kleinen Helden und großen Gaunern, mit Helfern und Gaffern, mit Opfern und Henkern – tragisch und komisch, hoffnungslos und zuversichtlich, voll Zweifel und vagem Optimismus. Die Auseinandersetzung mit fremdem Leiden auf dem Balkan, in Afghanistan und im Irak, mit Flüchtlingsströmen und Obdachlosen – diese Reisen durch Kriege und Krisen führen den Beobachter und Berichterstatter zur Schlussfolgerung, dass er oft in einer verrückten Welt unterwegs ist.

ecowin